失敗と経験から学ぶ

消化器病の診察室

著 井出 光太郎

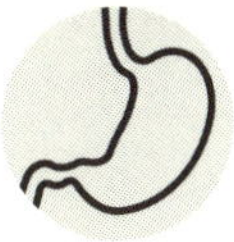
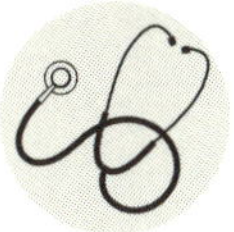
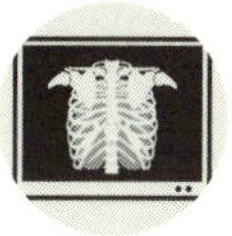
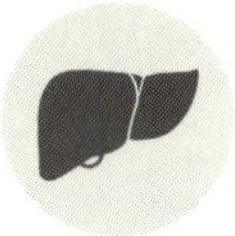

西村書店

失敗と経験から学ぶ　消化器病の診察室　――目次

研修医・消化器内科研修医として 11

目次

消化管疾患・内視鏡について　43

肝胆膵疾患について　113

外来での知恵　137

覚えておきたい疾患 155

はじめに

この本は一内科医・消化器内科医から後に続く新人のためにと書きためた指南書である。どのような職業にも苦労はあるが、医師の仕事というのは厳しいものだ。苦労は自分で体験して初めて経験として身につくものであろうが、無駄な苦労や取り返すことのできない失敗はさせたくないというのも先輩である者の気持ちである。また、患者さんのためにも、同じ専門の後輩のレベルを少しでもよくしたいという思いがある。

私自身の経験や考え方、また見聞きしたことの中から、いわゆる研修医としての基本や、患者さんとの接し方から消化器内科医としての基本、また知っておいて無駄にならない知識などを中心に書き、マニュアル本に書かれていないようなニッチなテーマも取り上げたつもりである。

当直室で束の間の休息をとるときにでも流し読みしてもらえればと思う。

医師として働きはじめた研修医の皆さんのお役に少しでも立てれば幸いである。

研修医・消化器内科研修医として

病院の魔の時間帯
——入院患者の主治医は誰？

自分が勤務する病院・病棟の魔の時間帯を把握することが肝要だ。また、みずからがその魔の時間帯をつくる側に回らないようにしなければならない。

夜間の当直時間帯に入院になった患者さん。主治医を決めるのは誰であって、いつ決めるのか？　当直医から担当主治医への引き継ぎはきちんと行われているか？　当直医から正式な主治医への責任変更を患者さん側へは誰がいつ知らせるのか？

悪いパターンを挙げよう。夜間に入院した腹痛の患者さんだが、朝八時半になって、当直医はもう自分の責任ではないからと病棟看護師に「消化管だろうから病棟医長に主治医決めてもらって」といって患者さんの顔もみずに自分の外来に行ってしまう。病棟医長は看護師から話だけ聞いて主治医を決める。看護師は主治医に電話してベッドに主治医の名前を入れる。主治医はもう外来に行っていて電話をとって了解したまま、外来業務を続ける。こうなると最悪、午前中いっぱい医師が患者の診察をせずに時間が流れることになる。主治医が患者の顔もみないままに……。

その間に急変が起これば、誰がみることになるのだろう。あわてて主治医が呼ばれていき、診療すれば、急変前の状態を知らずに対処することになるし、回復後も「状態が悪くなったときに初めて顔をみにきた主治医」との評価のなかで患者や家族のお相手をする仕儀になる。

外来時間帯の病棟責任医がいれば、その医師が対応することになる。それで回復すれば、何事もなかったように診療が進むであろうが、よい結果が得られない場合、本人や家族には誰が説明するのか、病棟責任医か、あるいは「状態が悪くなったときに初めて顔をみにきた主治医」が対応するのか、いずれも苦しい立場での対応となるだろう。

できるならバトンタッチは患者の目の前で、それが無理でもなるべく早く患者さんに「主治医の挨拶」をする必要がある。

ついでの検査、ついでの手術

――患者さんにとって本当に必要？

入院中、入院のきっかけになった病気以外に病気が見つかることはままある。内科研修医がその患者の持つ病気をすべて明らかにしたいと思うのも無理はないし、症例検討会で主病以外の病気に突っ込まれることもあるだろう。また、せっかくの入院の機会に他の科で見つかった手術適応のある症例を、自分たちで手術したいと外科医が思うのもある意味当然だ。

しかし、私の経験からは、**入院中に付随的に見つかった疾患については、生命にかかわるもの以外はいったん外来レベルに戻して患者さんが冷静に判断できる状態で改めて考えてもらう**ようにすることをすすめたい。

いろいろな患者さんを経験した。

整形外科に入院中、薬剤性と思われる肝障害が発症、肝臓内科から肝生検をすすめられて施行、穿針後、腹腔内出血を起こした症例。

ついでの検査、ついでの手術

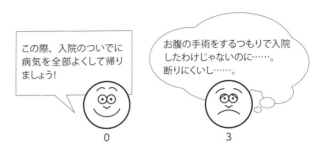

ＣＯＰＤ（慢性閉塞性肺疾患）の肺炎併発での入院中、偶然に胆嚢結石が発見され、肺炎の治癒後、外科に転科し腹腔鏡下胆嚢切除術を受け、術後に胆汁瘻から腹膜炎となり死亡した症例。

いくつかのデメリットがある。

「外科の先生からは手術をすすめられたけど、先生どうしたらいいでしょうか？」――最初に入院した科の主治医と新たに発見された病気に対する主治医の、二人の主治医が存在することになる。すると、患者の意思決定にその二人の上下関係が影響したり、二人の意見がくい違うような場合などは患者やその家族の心理に悪影響を及ぼす可能性がある。

「せっかく入院しているのだから、この機会についでにやってしまいましょう」――あなたが外科医であれ、肝臓の専門医であれ、隣の網に入った魚も逃がしたくないという感覚で患者側に無理強いしていることはないだろうか。

検査や手術の手技を云々《うんぬん》するのではない。入院中というある意味追い込まれた状況下でインフォームドコンセントを強いられ、患者が本音としては受けたくない検査・手術を受けさせられたという可能性が払拭《ふっしょく》できない。医療事故となった場合、入院のきっかけになった病気に対しての場合よりも患者側の心証が悪くなることは自明の理である。

もう一つは術前の患者の状態把握がおろそかになる可能性があること。数日前まで他科に入院していた患者を、その心理も含めて把握したうえで本当に自分の科の患者さんとして責任を持った医療が行えるかだ。

さらに入院していることによる、体の状態の変化も考慮すべきだ。ある手術の直後であれば、手術自体の影響で体力は落ちているし、安静が体に及ぼしている影響も大きい。また、入院が長くなったり、抗生剤を使用している場合はなおさらのこと体の細菌叢も変化し、耐性菌もついている可能性が高くなってくる。

医療は一〇〇%よい結果が出る領域ではない。**主訴でなかったものに対して結果が悪い方向に出れば、取り返しのつかないことになる。**

指導医は信用しても信頼するな

――学会出張前の心得

あなたが学会に行くときに、指導医《オーベン》や同僚に患者さんを任せていくこともあるだろう。

そのときにすべてを任せていくつもりになるのは間違いである。すべてを任せられる素晴らしい医師も多いであろうが、そうでない医師も皆無ではない。特に、突発的なことがあったときに主治医と完全に同一のことをしてくれるか？　一〇〇％の期待はしない方がよい。

ある医師が学会の前日に、患者さんにＣＶＣ（中心静脈カテーテル）挿入をしてすぐに出張した。患者さんが気胸になっていた。連絡を受けた指導医が穿刺針で一度脱気をした。しかし、その後も気胸は改善せず、帰ってきた主治医が留置針を入れて持続吸引したが、結果的に遅めの処置となり、もともと、癌の末期であったため、肺水腫をきたし、そのまま死の転帰をとった。

指導医が持続吸引をしてくれていれば、問題は起きなかったであろう。どうせ、すぐ帰ってくるから、一時しのぎの処置でよいだろう、という指導医の判断が甘かったし、**学会出張直前にリスクを伴う処置をして、その患者を指導医に任せていった医師が一番甘かったということである。**

院内の力関係もあり、当然責めを負ったのは「ＣＶＣを入れてそのまま学会に行ってしまった研修医」であった。

時にはすべてを疑え

──行き詰まったら再検査を

診断への過程が行き詰まったら、時にはすべてを疑うことも大切である。

下血の患者が入院してきた。当然のように緊急内視鏡が行われ、上部は異常なし、出血源なし、との診断であった。もちろん、内視鏡はその場にいた医師のなかで最も経験のある医師が施行した。その後、大腸内視鏡も施行されたが、異常なし。大学病院という特殊性もあり、当時は、全身麻酔で行われていたロープウェイ式の小腸内視鏡まで施行したが、異常なし。主治医も困ってしまい、最後の最後に上部内視鏡を再検査したら、胃体部後壁に大きなS1瘢痕が見つかった。当時はいわゆるファイバースコープで、内視鏡施行医以外はアダプターをつけなければ同時観察できない。また、内視鏡の視野角も狭かった。現在の電子内視鏡でも直視鏡では体部後壁はやはり少し観察が難しいことは多少の内視鏡経験がある医師であれば実感しているだろう。

どのような条件下で緊急内視鏡をしたかによるが、胃内に食物残渣があって観察範囲が制限されたり、下血があれば大きな病変であろうという思い込みが入りやすくなったりで、通常より見落としが起きる可能性が高くなる。

誰がやった検査であれ、納得できなければ、あるいは診断過程が行き詰まれば疑って再検査する。簡単ではあるが難しいことでもある。

引き返す勇気

──メンツより患者の安全

内視鏡検査の最中、ＣＶＣ（中心静脈カテーテル）挿入などいろいろな場面でいえることだが、引き返す勇気が必要なことも多い。そのときその瞬間に絶対やらなければならないことというのは案外少ない。中断して考え、あるいはいったん中止する勇気を持つことが大切だ。また、自分が最終責任者であれば、それなりの覚悟で完遂することも大切だろうが、**研修医であれば、先輩医師にバトンを渡す勇気・潔さを持つことが必要**である。

私の実際の経験。小柄な女性で当院での二回目の内視鏡。前回はスムーズに検査したはずで、その際の詳細は記憶にない。しかし、二回目のとき、まず、通常径の内視鏡で挿入できなかった。最初に入口部に当てて入れたつもりのときに、抵抗があって入らない。少し待って、嚥下運動をしてもらったり、しないように意識してもらってもダメ。仕切り直しで経鼻にも使える細径内視鏡で再度試みるも、食道入口部は通過しているはずで頸部食道内らしき部分が少しみえるのだが、抵抗があって入らない。二〇年以上内視鏡をやっていて初めてのこと。患者さんにもスタッフにも面目がたたないのだが、中止した。

神経質な患者さんで、喉のどこかを無意識に閉めていたのかもしれないし、実際に挿入の刺激でスパスム［れん縮。血管や管腔臓器が強く収縮すること］が起きたのかもしれない。細径に換えたときは梨状陥凹に突っ込んでいたのかもしれない。中止し、「今日は日が悪かったのでしょう。私も格好が悪いが、無理をすると大きな不都合が生じることもあるので中止します」と患者さんにはお話しした。ともかくこれで、梨状陥凹に突っ込んでの穿孔や縦隔気腫・感染など最悪の事態を起こす可能性などはなくなった。

大腸内視鏡でもしかり、大腸穿孔などのトラブルを起こす医師は、繰り返す傾向がある。手技の上手《うま》いか下手かとは別の次元の問題、自分のレベルや患者の状態（痛みの訴え方・バイタルサイン）などを総合判断し、的確に引き返す力が最も必要な能力の一つである。

閉じられた世界での医療は

——延命治療をめぐるトラブル

今日の時点では装着されている人工呼吸器を外せば殺人者にされる。家族であろうと医師であろうと。

ただ、人工呼吸器をつけるかどうかの時点で本人や家族との合意で行う判断は、「人工呼吸器をつけない」という判断をしても罪には問われない……ことになっているようだ。

一般的な話だが、いわゆる「不文律」だけに頼っていると、不都合が生じてくるので、一応の決まりごとをつくっておけば、物事がスムーズに行く、ということでつくられたものが、文書化された「法律」や「きまり」というものであろう。しかしいったん文書になってしまうと、それが独り歩きする。従って、「法律」によって「罪」に問われないようにすることは非常に重要である。

いわゆる新聞に「事件」として取りあげられた延命治療関連の事件について深入り

してコメントするつもりはないが、思っていることを一つだけ。
「かぎられた人数の同じメンバーだけの閉鎖空間のなかだけで物事が決まる」という状況が長く続くと、いつのまにかその空間だけのルールができてしまい、外の空間、つまり「日本の法律」との不一致が大きくなってしまう可能性がある。このことは肝《きも》に銘じておかなければならない。

マスコミに載った事例の多くの先生がその病院・その地域で長い間、患者・住民から信頼されてきた先生であったであろう。そこに外から大きな力や新しい人が入ってきた場合、このような問題が表面化することが多いようだ。

人工呼吸器装着などを中止することが罪に問われる可能性があることはもちろん、鼻からの経管栄養、胃瘻《いろう》などについてもあらかじめ、する・しないの判断を本人や家族と相談しながら、方針を立てていかなければならない。

私だったらこのようにいう。
「嚥下困難が強いので鼻からの経管栄養にしますか？　経管栄養にすれば栄養が改善し、全身状態もよくなり、また、自分で食べられるようになるかもしれません。また、胃瘻をつけるという方法もあります。ただ、自分で飲み込むことができない状態です

終末期医療における希望事項（リビング・ウィル）

私は、下記の医療行為について、受けるか否かについて以下のように希望します。
なお、この希望はいつでも撤回し、または変更することができます。
撤回、変更は、同様の書面あるいは時間的な猶予がない場合には口頭で行います。

① 輸液	(1)希望する	(2)希望しない
② 中心静脈栄養	(1)希望する	(2)希望しない
③ 経管栄養（胃瘻を含む）	(1)希望する	(2)希望しない
④ 昇圧剤の投与	(1)希望する	(2)希望しない
⑤ 人工呼吸器	(1)希望する	(2)希望しない
⑥ 蘇生術	(1)希望する	(2)希望しない
⑦ その他（具体的に）		

から、出てくる唾液や痰が気管に入って肺炎を起こすことが完全に避けられるわけではありません」

「嚥下性肺炎を繰り返すので胃瘻をつけますか？　ただ、自分で飲み込むことができないし、咳をして痰を切ることができない状態ですから、嚥下性肺炎を起こすことが完全に避けられるわけではありません。現在の状態から判断すると二〜三年いまの寝たきり状態が続くだけという可能性もあります」

「誤嚥性肺炎を繰り返すし、自発呼吸では酸素が行きわたらないので人工呼吸器をつけますか？　人工呼吸器を長期にわたってつける場合は、一般的には気管切開をして人工呼吸を続けることになります。また、いったん、つけた人工呼吸器を中止することはいまの医療を取り巻く法律のなかでは違法行為、殺人に近い行為とされる可能性が高いです」

寝たきりの高齢者などで胃瘻をつけないことも選択肢として患者側に提示する方向で、世の中の流れは進んでいるようだ。また、増加する高齢者人口を支える医療費の増加を国がまかないきれなくなれば、否応なしにリビング・ウィルのかたちで終末医療をどこまで行うか詳細に意思表示する日が来るだろう。しかし、そこまで来るにはまだまだ時間がかかると思う。

小さな処置ほど細心かつ最善を

―CVC挿入の話

いまはCV（中心静脈）確保も超音波ガイドになりつつあるようで、その手技による合併症もおのずと減少していくだろう。

CVC（中心静脈カテーテル）挿入は昔はよくIVH（中心静脈高カロリー輸液）と呼んでいた。この言葉自体にミスや誤った判断の種が潜んでいた。**CVCの目的は、①栄養管理あるいは術前術後管理として中心静脈ルートを確保するという場合と、②ショック状態などで血圧確保に大量輸液やその他の薬剤投与を行うために中心静脈を確保するという場合と、大きく二つがある。**

その二つのうち、どの目的で血管確保するのかを明確にしてから、改めてCVC挿入を行うか否か、行うとすれば、どのアプローチルートを選択するのか決める必要がある。それが明確でなければ、末梢静脈ルートという方法も考慮すべきである。

その手技に磨きをかけることは当然のことであり、成書に学んでほしい。

①の場合であれば、当然、長期間の留置や清潔の確保の点から頸静脈や鎖骨下静脈を選択することになる。この場合、前準備の時間は十分にあるのであり、なるべく手技がスムーズにいくようにすることが重要だ。気胸をつくって手術が一週間延期になることなどはまだ小さな問題、生命の危険にさらすことになっては大変である。

時間が十分あるのだから、脱水傾向があれば末梢から輸液を十分に行う、あるいは行いながら穿針する。ベッドのヘッドダウンをかけて鎖骨下静脈が十分拡張するようにするなどの、いわゆる前準備を怠《おこた》りなくやることが、安全確実な手技につながることを忘れないでほしい。

②の場合は、確かにCV確保ができればよいのだが、慎重な判断が必要だ。頸静脈や鎖骨下静脈からのルートが挿入後の管理に便利だからということを安易に選択理由にしていないか、末梢ルートでは不十分なのか、鼠径部からのルートではどうか、患者さんの全身状態や体型・血管の状態など、さまざまな観点から考えるべきである。

【症例】

原因がはっきりしないプレショック状態［ショックに陥る直前の状態］の患者さん

が入院してきたとき、入院直後、頸静脈からのルートでアプローチした医師がいた。詳細な経過は忘れたが、後ほど血液の悪性腫瘍でＤＩＣ（播種性血管内凝固症候群）を起こしていることが判明。穿針時の頸動脈損傷による出血がＤＩＣのためコントロールできず血腫をつくり、難渋。気管切開までして呼吸管理したが、基礎疾患の治療も十分行えないまま死亡された。血液悪性腫瘍であれば、いずれ長期間の点滴ルート確保が必要になるという主治医の判断だったのかもしれない。しかし、結果論からすれば、入院直後に「まず優先すべきことは何か」ということがより明確に認識されていれば、リスクを避けられたかもしれないケースだと思う。

おまけの話だがＣＶＣ挿入した後の器具などの後片付けは誰の仕事になっているか？　自分ではなく看護師の仕事であれば、後片付けしやすいようにきれいに整頓して終了することが看護師さんの信用を得る大切なポイントとなる。みずからの指を刺さないためにリキャップしないことはよしとしても、乱雑に残した注射針や穿刺針で誰かが指を刺したりするのは論外だ。

腹部エコーはそばに置こう

──消化器内科の常識

消化器内科を標榜していれば、診察の場に常に腹部エコーがなければならない。外来で腹痛患者などをみることがあるのであればその場には必須だ。腹部エコーが検査室にデンと鎮座しているだけの病院はよい病院とはいえないし、よい消化器科医がいる病院とはいえない。検査データや画像診断レポートをみるだけの医師、診断が確定している慢性疾患だけをみてそれ以外には責任がないという医師では情けないだろう。胆石発作・尿路結石嵌頓《かんとん》・膵炎や消化管疾患である腸閉塞などはいうまでもなく、急性胃腸炎などでも小腸の状態をみれば重症度の目安になる。

肝硬変をみていても、腹部にエコープローブをちょっと当てるだけで腹水の有無という確実な情報が得られる。

腹部疾患以外でも胸水があるか、残尿があるかなど役に立つことは多い。

大病院に勤務していると「どうせＣＴを撮るのだから中途半端に腹部エコーをやっ

てもしょうがない」という感覚に陥りやすい。確かに腹部エコーで膵尾部の膵臓癌は見つけられない。しかし、簡単でよいからいち早く腹部エコーで所見をとることで、診断の絞り込みが進み、検査方針が立ち、無駄な検査をせず、早く診断がつくことになる。

簡単にみただけであれば、保険点数などはとらなければよい。

夜間救急で腹痛患者をみて「水腎症があるし、まず、尿路結石嵌頓です」と腹部エコーで診断がつけば、患者さんも当方も納得安心して夜を過ごすことができる。それを理学的所見をとっただけで「尿路結石でしょう。痛み止めを用いて明日CTを撮って確認します」では、その夜の患者さんは心配が続くことになる。たとえ診断はあっていても合併症である腎臓破裂などを見逃している可能性もある。

胆石発作しかり、単なる胆嚢炎なのか、気腫性胆嚢炎の変化はないか、肝内胆管の拡張を伴っていないかは確かめておきたい。閉塞性化膿性胆管炎であれば、一晩待つことが致命的な結果を招くこともある。

また夜間にCTを撮れば、患者さんの移動に看護師が、CT撮影に放射線技師が必要である。一回の腹部CTを腹部エコーに置き換えられれば、ヒトと時間が節約でき、さらに患者さんの放射線被爆を減らすことができる。

以前、新聞に載った医療事故で、抗血小板薬だったか、抗凝固薬だったかを投与中に胸水穿針をし、肋間動脈を傷つけて結局死亡したケースがあった。新聞の情報だけで確定的な判断をするのは無理なことだが、「午後四時に胸水穿針をした後痛みが強くあり、約二〇分後に容体が急変、血圧が低下し、七時一五分に一時心停止。その後午後八時にCTで動脈からの出血を確認……午後一〇時に手術したが、翌日多臓器不全で死亡した」という内容。

このような場合、患者さんが痛みを訴えたときにエコー検査をすぐ病棟で行っていれば、胸壁内の血腫であれ、血胸となっていたのであれ、早く気づくことができたのではないかと思う。

理想は聴診器のように腹部エコー検査を使う気持ち、使える環境である。

痛みスケール

——痛みの客観化は難しい

「頸がすごく痛くて病院に行ったのに、レントゲンも撮らずに少し触っただけで、『年だから体だってあちこち痛くなりますよ』といわれてシップだけ出されてそのまま帰ってきた」と外来で患者さんが嘆かれた。

「あなたは、さわやか系の美人だから、少し顔をしかめて『痛いです』といっても医者にその程度が通じなかったのでしょう。眠れないほど痛いとか、冷や汗をかくほど痛いとか、じっとしていられないほど痛いとか、言い方を工夫しないといけませんね」とお話しした。

痛みは主観的な感覚であり、その評価は難しい。痛みを定量化し測定する装置も開発されているようだが、臨床現場に出てくるのは、まだ先だろう。私も、患者さんがにこにこしながら、「痛いのですが」と人ごとのような感じでいわれるとどうしても痛みの程度を軽く考えがち。笑顔をつくって話をする習慣の人には、「笑顔で痛みを

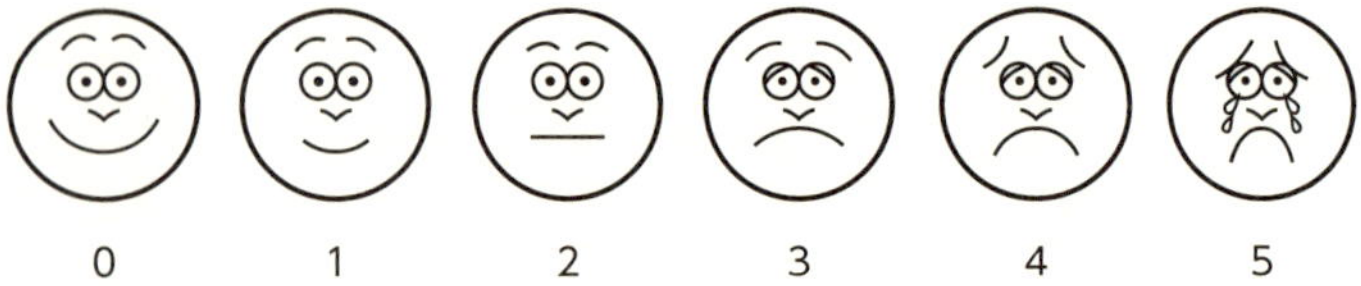

訴えても痛さが通じませんよ。痛みで困っている顔で訴えてください」と念押しするしかない。

痛みを何とか定量化しようという目的でつくられたのが、Wong-Baker Face Scaleだ。自分の感じている痛みが0~5の顔の表情のどれにあたるかで痛みのつらさの程度の表現に客観性を持たせようとの工夫だ。癌性疼痛のペインコントロール［疼痛管理。癌などの病気や手術前後の痛みをモルヒネなどの薬を用いて緩和すること］の場などでよく使われる。

消化器外来の腹痛でも苦労することは多い。

痛みの程度を反映するものとして、腹膜炎を示唆する「筋性防御」が知られている。腹部触診時に腹筋の緊張によって抵抗が生じる身体所見だが、不安や緊張による随意的な抵抗もあるし、腹膜炎になっていても腹筋がほとんどないおばあさんでは筋性防御も起きようがない。

体育会系男子にも要注意だ。圧痛の程度をみようとお腹を押しながら「痛いですか？　大丈夫ですか？」と聞くと、ほとんど「大丈夫です」としか答えない。多少の痛みがあっても「大丈夫です」といって練習や試合を続けるように訓練されているからだ。

「大丈夫です」といっても、すでに虫垂炎が穿孔していることもあるし、重症インフルエンザで入院をすすめたのに「大丈夫です」といって拒否し、医院の玄関で倒れた高校生もいた。

「いまは部活動中ではなくて、病院での診察中なのだから、我慢は邪魔になりますよ。素直に症状をいうことが自分のためになると思います」と念押しした方がよいし、「痛いですか？」とは聞いても「大丈夫ですか？」という言葉は使わない方が賢明だ。

リスクを伴う仕事は時間を考えて
―リスクが少ない手技こそ慎重に

リスクを伴う処置検査は時間を考えて行うことが肝要だ。

朝八時から病棟を回って、九時からは外来業務、午後に大腸内視鏡の検査に入って夕方近くにＣＶＣ（中心静脈カテーテル）を挿入する。これがよくありがちな一日であれば、考えなおした方がいい。

ＣＶＣを入れた後の合併症に対する配慮が足りない。気胸などが発生した場合、それがいつ発症し、いつ対応が必要になるかを想定して仕事をする時間を決めるべきである。もっと重篤な合併症もないわけではない。**ＣＶＣ挿入など時間が経って合併症が出てくる可能性のある処置は、遅くても午後一番の仕事として行うべきである。**

あなたが二四時間、同じレベルで対応できる体力・気力の持ち主であろうと医療はチームで行うもの、夜勤になればナーススタッフも手薄になるし、放射線技師も当直体制に入っている。患者さんが救急で飛び込んでくる可能性やその他の病棟での急変も起こりうる。それは、仕方がないことであり、そのための戦力を浪費するようなことをみずから行ってはならない。チームとして戦力が低下する時間帯に緊急の仕事が増えるようなことをスタッフの一員としてみずから行ってはいけないのである。

まして、あなたが半人前の医師であればなおさらのことである。

また、**ある患者さんに対して新しい薬品、特にアレルギーを起こしやすい抗生剤などの点滴をするときには、主治医の立ち会いのもとで行うなど最悪の事態に備えておく必要がある。**当然、初めて使う抗生剤の指示を夕方に出してすべて当直医に任せて帰宅してはいけない。初回の点滴時にアナフィラキシーショックになり、当直医が完璧な対応ができなければ、もちろん、不在にした主治医も責任を問われるだろう。

患者側にとって意外な癌合併症

――今後起きうることの説明を

消化器内科医にとって手術不能な消化器癌患者の化学療法を行うということは日常だ。

病気の現在の進行度から予想される予後、使う薬とそれによって期待される予後や生存期間の延長、その副反応など説明する必要があることはたくさんある。病気の進行に伴って起きてくるであろう合併症の説明も大切で、癌性腹膜炎の話や、癌の進展で腸閉塞になり、時に完治目的でなくても手術と名のつくものが必要になってくる話などもしなくてはならない。

特に重要だと思うのは、一般の人には想定しにくい合併症、消化器以外に現れる合併症の説明だ。患者さん本人はもちろん、その家族も不安のなかにいる。患者さん側にとって意外な合併症が起きると、医療側の管理が悪いから？　ミスでは？　などの疑念がふくらんでくることにもなる。長い坂道を上がり下がりしながら下っていくのが癌の医療である。その間、おつきあいする患者さんや家族の心証を悪くすることは避けたいもの。

たとえば、骨髄癌症、DIC（播種性血管内凝固症候群）などだが、特に説明が必要だと思うのはNBSE（非細菌性血栓性心内膜炎）である。癌がかなり進んだ段階で突然、脳梗塞が起きることがあるが、多くはこれによる脳血栓。

循環血液中の免疫複合体、脈管炎、凝固機能亢進状態に対する反応として、無菌性の血小板やフィブリン血栓が心臓の弁や心内膜に形成される。肺癌、膵臓癌、胃癌などの腺癌で起きやすい。

癌患者さんの受け持ちになったときには必ず、脳梗塞が起きる可能性をご家族に話しておくとよい。受け持ち患者が入院中に急に脳梗塞になり、この疾患を知らないと主治医自体があわてるし、そこにご家族からのクレームが入ったりすると無駄に互いのストレスになる。

消化器外科とよい関係を
――リスペクトと切磋琢磨

どの専門領域であろうと内科と外科は表裏一体、特に消化器領域はそうだと思う。大学病院や大きな総合病院であれば、消化器内科から消化器外科への患者紹介が毎日のようにあるし、合同検討会もある。また、専門領域が近ければ近いほど競争・競合が起きる。

若いときには、臨床を事実上統括していた当時の助教授から、「外科医に手術をやらせるつもりで勉強しなさい」とよくハッパをかけられた。真の意味は「実際に臓器をみて手で触り、リスクを負って手術をする外科の先生方にはかなわない。だからこそ、消化器内科医は外科の先生方に負けないつもりで勉強しないといけないよ」ということだったのだろうが、青二才は言葉の表面だけの解釈で外科の先生方と張りあうようなつもりで検討会に出ていたたし、外科の手術成績に負けないという気持ちで肝細胞癌の肝動脈塞栓術などを行っていた。

ＥＳＤ（内視鏡的粘膜下層剥離術）に代表されるように消化器内視鏡治療はかなり進歩した。消化器内科医が最も力を発揮できる領域の一つである。しかし、何百例の早期胃癌の患者さんをＥＳＤでうまく治療したとしても、必ず少数例ながら合併症は起きる。そのときには外科の先生方にその治療をお願いすることになる。

すなわち、**内視鏡治療の最終リスクは外科の先生方にとってもらっている**わけである。医師が一般社会から一定の敬意をはらってもらえるのは、「みずから種々のリスクを負って患者さんの病気を治すから」であろう。そのことを考慮すれば、「我々は消化器外科医というお釈迦さまの手のなかで活躍させてもらっている孫悟空のようなものである」という自覚・自戒を常に持って外科医に敬意をはらうのが当然ということになるし、また、**患者さんにも実際に消化器内科が消化器外科の後ろ盾があって治療を行えていることを伝え**、**理解してもらうことが大切**だ。

今日で消化器外科と消化器内科が一番コラボして行うものといえば、胃粘膜下腫瘍などに対して行われているＬＥＣＳ（腹腔鏡・内視鏡合同手術）であろうか。

何事につけ相手に敬意を持って切磋琢磨することが肝要だ。

消化管疾患・内視鏡について

「耳赤」のヘルニア
―鼠径部までがお腹

腹部の所見をとるときは、**腹痛患者においては必ず鼠径部までみる**べきである。いまだに覚えている赤っ恥がある。

少し認知症がある和服のおばあさんが腹痛で来院した。外来でお腹をみたが、腰巻を巻いていたこともあり、臍の少し下までを、視診・触診して、食べられないとのことだったのでとりあえず病棟へ上げた。消化器混合病棟なので、消化器外科との敷居が低く、回診中の消化器外科の先生と一緒に診察するかたちになった。病棟だから、病衣に着替えている。「お腹をみますね」と外科の先生が病衣をめくって少し下げたら、すでに発赤している鼠径ヘルニアが堂々とお目見えした。私は赤面するしかなかった。本人にどうしてここが腫れていると言わなかったのかなどと聞いても後の祭り。「ずっと前から腫れていたからいわなかった。関係あるとは思わなかった」という患者さんを責めても仕方がない。「**鼠径部まで確認する**」ということを怠った私の責任

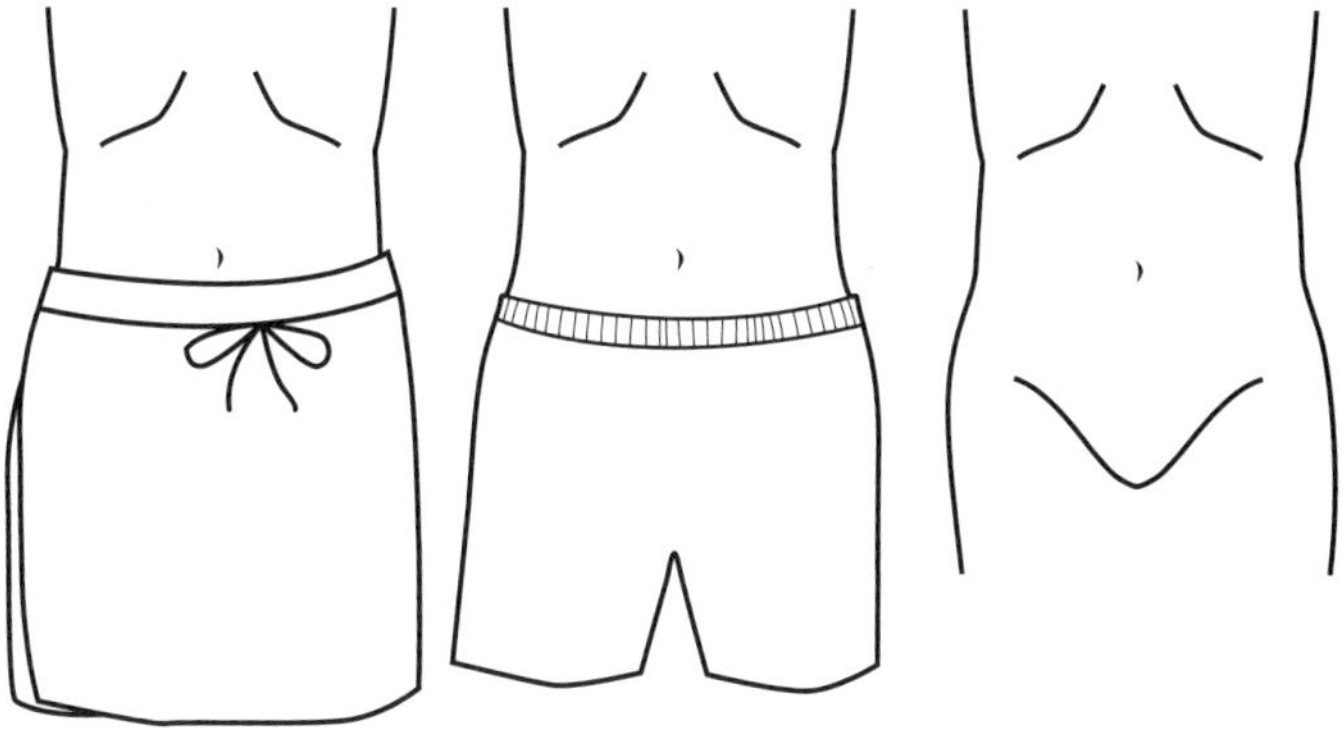

だ。
ヘルニアに一知識つけ加えるとすれば「閉鎖孔ヘルニア」だろう。痩せた子だくさんの高齢女性でイレウスを起こしたり解除されたりで鼠径部にヘルニアが見当たらないときは、閉鎖孔ヘルニアを疑ってCTを撮影しよう。

消化管バカになるな

——貧血の診方

貧血をみたら、すぐに内視鏡検査をオーダーするような消化管バカになってはいけない。

数日前まで顔色がよかった定期通院患者が貧血になって受診すれば、出血性貧血にまず間違いない。しかし、**貧血を主訴とする初診患者の場合は血液疾患も鑑別疾患に入ってくる。**

まずHb（ヘモグロビン）がいくつであるか？　人は少しずつの変化であれば、慣れの現象がある。Hbが六mg/dLなのに案外平気な様子であれば、慢性の貧血である可能性が高い。Hb一〇mg/dLの若い男性がつらそうなら急性出血で、いま現在も出血が続いている可能性がある。もちろん血圧の低下や頻脈の有無も重要な判断材料になる。

患者さんが吐血していたりショック状態などでなく安定していれば、まず、便の確認、便の性状、確実なのは、肛門指診をして鮮血便なのかタール便［コールタールの様なドロッとした黒色便。胃などからの大量出血の後にみられる］なのかをみること、血液の混入がはっきりしなければ、その便の潜血を調べることだ。出血が疑われれば内視鏡検査の出番だ。

現在消化管出血が続いているような病態でなければ、次に、赤血球一個の大きさやHb量に相当するMCV（平均赤血球容積）・MCH（平均ヘモグロビン量）・MCHC（平均ヘモグロビン濃度）をみる。

大球性高色素性であればビタミンB_{12}欠乏性貧血などの血液疾患である可能性があり、消化器系のことはひとまず後回しになる。LDH（乳酸脱水素酵素）の高値や網状赤血球数の多寡などにも注目し、溶血性貧血や再生不良性貧血なども念頭におかなければならない。溶血発作を疑えばヘモグロビン尿を確認する必要がある。

小球性低色素性であれば、まず慢性の鉄欠乏性貧血がベースにあることになる。慢性の出血源とすれば消化管・尿路系・婦人科系。婦人科疾患の可能性があれば婦人科へ、それ以外で検尿での異常がなければ、落ち着いて消化管を調べることになる。

虫垂炎は難しい

——特に若い男性には注意を

消化器内科で最も難しい病気は虫垂炎であろう。的確に虫垂炎を疑って消化器外科に回すということが難しい。

週末に私の下の医師が男子高校生を入院させた。月曜日に私がみたときには重症の感染性腸炎として抗生剤点滴が行われていた。確かに腹痛と下痢・高熱があり、私もそれを追認した。病歴を詳細に聞けば、下痢が腹痛より遅れてきたことを確認できたかもしれないが、それができなかった。熱が下がらず、数日後に腹部ＣＴを撮って、虫垂炎の穿孔で膿瘍をつくり、限局性腹膜炎の状態になっていたことが判明した。入院当初から腹膜刺激症状の一つとして下痢が起きていたわけである。

もう一例、開業してからのことだが、知人に「息子が腹痛・嘔吐で入院したが、熱も下がらないし、見にいってもらえませんか?」と相談された。

「食中毒であろうがサブイレウス［完全なイレウス（腸閉塞）には至っていないが、嘔吐や腹部膨満感、腹痛などのイレウスの症状を示している状態」になっていてイレウス管も入れている」とのことで診察もさせてもらったが、主治医側も結局、診断が確定せず、数日後CTで腫瘤があることがわかり開腹手術になった。私も手術日に結果を家族とともに聞いたが、虫垂炎で虫垂壁が穿孔して膿瘍をつくり、膿瘍による圧排で小腸狭窄をきたしていたとのことであった。術後、本人に再度話を聞くと、「帰省する数日前に一度強い腹痛があったが、我慢しているうちに少しよくなった。帰ってきて友人と遊んでいたら、また、痛みが出てきてそのうち吐き気も出てきた」とのことだった。最初の強い痛みが虫垂の穿孔で、二回目の痛みは膿瘍の悪化増大で小腸狭窄を起こしてのサブイレウスの症状だったのだろうと思われた。

体育会系の男子は我慢強い。通常は我慢できない痛みでも「痛くないです」「大丈夫です」という言葉を使うように訓練されている。だから、この二例ともおそらく虫垂炎からの虫垂穿孔の後でようやく病院を受診している。

若年層の人が腹部症状を訴えれば、非定型的であっても虫垂炎を鑑別診断に挙げて検討すべきである。

動脈瘤や動脈解離を見逃すな
——ポイントを押さえた問診が大切だ

患者さんはお腹が痛い場合、消化器内科に来る。これは患者さんとしては自然な行動である。しかし、そのなかに消化器疾患以外が含まれていることは知っておく必要がある。

腹痛患者への適切な問診が鍵になる。**消化管疾患であれば、食事や排便と症状が関連していることが多い。**「お腹がすいたときに痛いですか？　食後に痛いですか？　夜に腹痛で目が覚めますか？」

空腹時痛で夜間に痛みが強ければ、まず十二指腸や胃の出口に近い潰瘍《かいよう》性の病気を考えればよい。食後に痛いといわれれば、胃の蠕動《ぜんどう》に伴って痛みが起きるか、あるいは通過障害があるのかもしれない。食後、特に脂《あぶら》っこいものを食べた後であれば、胆石発作や膵炎も考えられる。

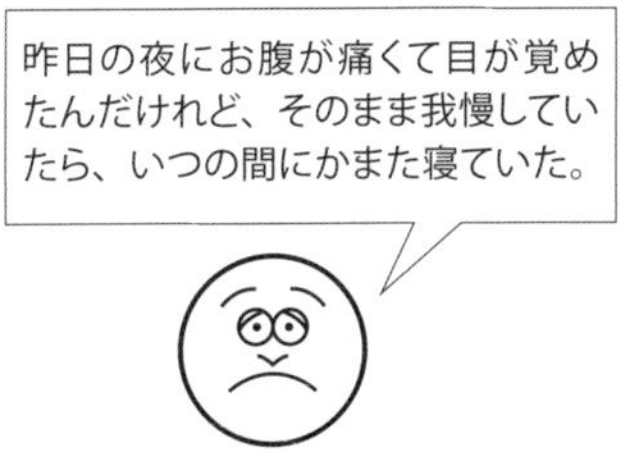
昨日の夜にお腹が痛くて目が覚めたんだけれど、そのまま我慢していたら、いつの間にかまた寝ていた。
3

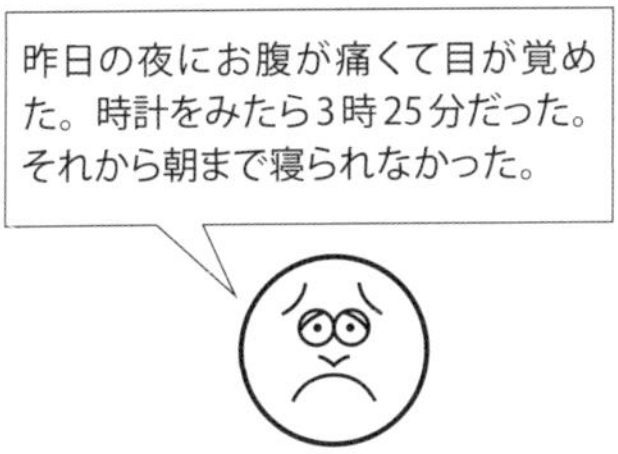
昨日の夜にお腹が痛くて目が覚めた。時計をみたら3時25分だった。それから朝まで寝られなかった。
4

【症例一】

四五歳ほどの男性。「今朝の七時二〇分から上腹部と背部痛がある」と来院。問診で「体の周りをぐるりと取り囲むような痛みで、今も発症時の三分の一程度で背部痛のみ持続している。焼酎を二〇〇~二五〇cc飲む。今朝はいつもどおりのやや軟便が出た。血便やタール便ではない。潰瘍歴なし」とのこと。ＢＰ（血圧）二一〇／一四〇mmHg、ＥＣＧ（心電図）異常なし。腹部エコーもあててみたがガスが多く診断の役には立たないと判断。アムロジピンベシル酸塩五mg一錠の内服で、救急車で総合病院に転送した。

ＣＴにて腹腔動脈解離の診断となった。脾動脈、固有肝動脈、右肝動脈まで病変が及んでいた。

【症例二】

六五歳ほどの男性。「おとといの昼～夕方頃から上腹部痛がある」と内視鏡を受けるつもりで食事を抜いて受診。高血圧・狭心症で治療中。痛みはその日の夜中が一番強かったが、ジクジクした痛みが今も続いている。腹部膨満感がある。いつも便秘気味で、痛くなる前の日は下剤を飲んで下痢になったが、その後は排便がない。BP一四四／九〇とやや高い。狭心症など動脈硬化性の疾患を持つことから、まず腹部エコー検査をしたところ、径三cm程度の動脈瘤あり。その壁の一部に二重に見えるような像があったことから、大動脈解離を疑って、公的基幹病院に即日紹介した。

病院でのCT検査で、解離を伴った径四三mmの腹部大動脈瘤と診断された。

症例一に関しては、消化器疾患であれば、潰瘍穿孔などでなければこれだけ時間を何時何分などと細かくはっきりいうことはない。大酒家の背部痛で膵疾患も考えられたが、血圧が高いこと、偉丈夫な印象の人のわりに痛みを訴える感じが強く、座位になって痛みをこらえていた、などから基幹病院に送って正解の症例だった。

症例二は動脈硬化性疾患を持っていた人で、十分な問診をせずに本人の希望どおりに内視鏡をしていれば、大変なことになっていたかもしれない症例だった。

もちろん、ＣＴを持っていないクリニックから大動脈解離などを疑って基幹病院に送っても否定される場合の方がはるかに多い。患者さんには「一番よい結果は『大動脈などは何ともない』といわれて帰ってくることですよ」とお話しして送り出している。

魚の骨をなめるな！
――甘くみると大きなトラブルに

内視鏡医であれば、かならず魚骨などの誤飲に出くわすだろう。食道に引っかかった魚骨をたかが魚の骨となめてはいけない。食道は、肺や心臓が位置する胸郭の中央を気管や大動脈・心臓に沿うように通って胃に至る。食道の壁は粘膜と二層の筋肉からなるが、厚さは約四㎜と胃壁よりも薄い。そのすぐ外に心臓や大動脈があるのである。

食道に魚の骨が引っかかっただけであればたいしたことではない。しかし、無理な力が加わり食道の壁を魚骨が貫通すると、胸郭の中央の隙間（縦隔）に消化液や細菌が入り、縦隔炎となり、痛みや高熱を引き起こしたり、大動脈を傷つけて大出血を引き起こすことがある。内視鏡で骨が食道に引っかかっていることを確認し、骨を取り出すときにも透明フードを使うなど、食道やその周りを傷つけないよう慎重な対応が必要になる。**特に立体的で鉤爪《かぎつめ》状の形をした刃のように鋭い鯛《たい》の骨などは要注意だ。**

万が一にでも内視鏡で取り出す際に大動脈を傷つければ、一瞬で視野が血の海になり、患者さんはショック状態になる。食道には咽頭との接合部、胸部食道の気管支後方を通る部位、横隔膜を抜ける部位の三つの狭窄部がある。魚骨が頸部食道ではなく胸部食道にあれば、**その大きさ・形、鉗子で触った手応え・拍動の有無などを確認し、食道壁に刺入している可能性があれば、いったん内視鏡を中止し、ＣＴを撮るなどの慎重な対応をとった方がよい。**

私が他に経験した食道異物は、ホタテ・焼いて少しかたくなった餅・肉の塊・錠剤のＰＴＰシート［プラスチックにアルミなどを貼りつけた薬の包装シート］などであった。

昔は胃下垂？　いまは？

——ＳＭＡ症候群

外来でみていると、案外多いのがＳＭＡ（上腸間膜動脈）症候群である。

上腸間膜動脈性十二指腸狭窄という言い方もある疾患だ。

一番多いケースは元来痩せている細めの人、すなわちＳＭＡ症候群予備軍的な人が、急性胃腸炎やインフルエンザなどの急性疾患でしばらく食事が十分にとれず、さらに痩せた場合だ。

「下痢がおさまったのに、食後に胃もたれが起きて食べられない」というような訴えで受診されることが多い。もともと、痩せ型でＳＭＡとＡｏ（大動脈）の間が狭かった人が、下痢でますます痩せてＳＭＡとＡｏの間の脂肪が減り、症状が出るほどに十二指腸が圧迫され狭くなったと考えられる。

詳しく聞くと、「食後にお腹がもたれる」「食後すぐに台所仕事をするがそのときにお腹が張ってくる」「夕食後仰向けになって休むことが多いが、お腹が張って吐き気

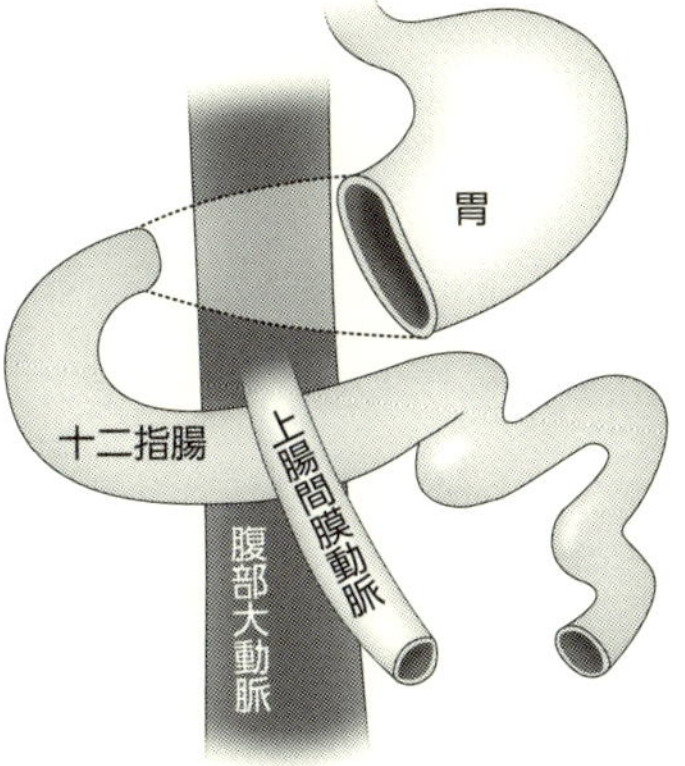

がして吐くこともある」など典型的な症状を聞き出せることも多い。
もちろんいろいろな病気の有無を考慮する必要があるが、若い患者さんであれば腹部エコー検査と上部消化管内視鏡をすれば十分であろう。胃内に胆汁の逆流が多ければまず間違いない。
ＳＭＡ症候群の可能性がある患者さんには、「食事の後はすぐに台所仕事や座っての作業をせず、三〇分ほどは横になること、それも仰向けではなく十二指腸のなかを食べ物が流れやすくなるように左向け主体で時々向きを変えるように。背中を丸くしてうつ伏せ気味に机などにもたれかかる姿勢を試してみてもよい」とお話ししている。

便秘には下剤？

―安易な下剤の使用に注意

便秘の患者さんが来て下剤を処方した――当たり前のことをしたつもりかもしれないが、とんでもない結果につながることがある。

外来の定期通院患者さんで、その人の消化管の状態がある程度把握されている場合はまず問題ないだろうが、**便秘が主訴の初診患者さんには要注意。**

最もトラブルになりやすいのが大腸に進行癌や高度の癒着があり、そのための狭窄で便通が障害されている場合だ。そこに下剤を投与すれば、せき止められているダムの上流から大量の水を流したのと同じことが起きる。腹痛が起きてしばらく難渋する程度で済めばよいが、イレウスや閉塞性腸炎が起きれば患者さんを必要以上に苦しめることになる。

患者さんが「便秘」といっても千差万別。便の回数、出てくる便の状態、腹痛の有無などの問診。触診・打診で腹部に腫瘤がないか腸管ガスが多いか。そのうえで腹部

X線やCTを撮って確認する必要がある症例もあるだろう。

数日間排便がなく腹部膨満感や便の嵌頓《かんとん》が疑われる肛門の違和感があれば、肛門指診をし、腫瘤が触れないか、便の状態がどうか確認したうえで浣腸や摘便をした方がよい場合も多い。排便を促す目的ならば、浣腸の方が下剤を飲ませるより明らかに腸への負担は少ない。

騙されやすいことをもう一つ。進行大腸癌の症状の一つが「便秘と下痢の交替」であるが、原因が何であるにせよ、便が出ないときには人の体は下痢を起こして出そうとする。そのため、肛門での便の嵌頓の患者が嵌頓した硬便の周りを通って少しずつ出てくる水様便を「チビチビとした下痢が続く」という訴え方をして受診することもある。


消化器内科の医師は下からのアプローチを大切にしよう。

ストレスと寒さ

――潰瘍性大腸炎

当院の外来にも軽症の潰瘍性大腸炎の患者さんが数名通院されている。長い間、治療していると、いろいろな誘因で再燃が起きることを経験する。ある女性では、少し認知症が入ってきた姑との確執、ある男性では職場のオーバーワーク・昇進や上司からのパワハラという具合である。女性は姑の他界で症状がよくなったし、昇進がらみで仕事が増えた生真面目な男性は入院加療した後に別の工場への異動があり寛解を維持した。大学病院にいたときは、学会が近づくと症状が出るという患者さんをみていたこともあった。

患者さんをみていて思うのは、生真面目な人が多いということである。

以前、勤務医のときにみていた患者さんは偶然、私が自宅を建てた際の現場監督さんだった。入居後しばらくして、建物に不都合が生じたときに、通常のルートで担当者に電話連絡しても事が遅遅として進まず、その患者さんに外来でその件についてぼやいたところ、翌朝に患者さんご本人がわが家の玄関に立っておられて驚いたことがあった。患者さんだったこともあるかもしれないが、このような完璧以上の対応をいつもしていれば、症状が出て当然だと思った。もちろん、その後はこの現場監督だった患者さんには家の建物のトラブルの話をしないように心掛けた。

寒さも確実に悪化要因だと思う。ある患者さんは冬にJリーグの試合を見にいって雪に降られた翌日から血便が出だした。また、自分の子どもさんのスポーツ少年団のコーチになって冬の寒いときに指導をして悪化した人もあった。

ストレス・寒さが免疫や腸内細菌叢に影響を与えているのだと思う。

患者さんにはまじめに仕事をしすぎないように、冬にはお腹を冷やさないように、といつもお話ししている。

虫垂炎は難しい2

――迷ったら腹部CTを

虫垂炎の症状は最初は上腹部痛や臍周囲痛（内臓痛）で始まってくることが多い。それから、病気の進行に伴いだんだん本当に痛いのは右下腹部だと感じるようになってくる（体性痛）。

圧痛も出てくる。その後に腹膜刺激症状が出てくる。前腹壁腹膜に炎症が及ぶと出てくるBlumberg（ブルンベルグ）徴候がその代表であるが、いろいろな人の名前のついた圧痛点や徴候がある。また、それぞれの先生方に受け継がれた鑑別方法があるようで、私は消化器外科の医師から「患者さんにジャンプさせて響けば腹膜刺激症状だ」と教わった。たくさんの決め手があるということは、裏返せば決め手がないということで、それだけ診断が難しいということだ。

また、虫垂は長さに個人差があるし、先端側は可動性があるから、上行結腸の裏から小骨盤腔の下方まで、いろいろな場所の痛みが訴えになる可能性がある。

後は、下痢とのからみ。虫垂が穿孔し腹膜炎になった頃から下痢が起きてくることは知っておかなければならないが、最初から下痢だったら、虫垂炎ではなく、ただの腸炎と決めつけるのは危険だ。虫垂炎も何らかの病原体の感染症である要素が強い。虫垂だけに限局して病原体がつくわけではないから、多少の下痢があっても不自然ではない。

少しでも疑わしければ、ＣＴを撮れる病院であればためらわずＣＴを撮るのが賢明な判断であろう。残念ながら私のレベルではエコー像での診断は難しい。

最近の五年ほどの間に私の診療所から虫垂炎を鑑別診断の一つとして病院に送った症例一九例の検討では、虫垂炎八例は発熱が平均三七・〇度前後とわずかなのに局所の圧痛が強く、また白血球数が平均一四九〇〇と増加が著しかった。回盲部炎や上行結腸炎では熱が平均三八・四度と高いのに白血球数八九〇〇と微増にとどまっていた。憩室炎では熱や局所症状は虫垂炎に近いが、白血球数九四〇〇と増加は著明ではなかった。他に卵巣出血が一例あった。

熱がさほどないのに局所症状が強くて白血球数が多ければ、虫垂炎の可能性が高いといえる。虫垂炎で高熱があれば、かなり進行していると考えてよいだろう。

ピロリ菌除菌の話

——約三〇〇名の除菌の経験から

開業してから一〇年以上で約三〇〇名の除菌をした。除菌について詳述した論文や総説はたくさんあるが、自分の経験を少し述べてみたい。

一次除菌の除菌率は、徐々に低下していて、最近は八〇％前後のようだ。当院でも除菌率が平成二一年から三年続けて八〇％を切る状態になったので、消化器内科がこれでは恰好がつかないと思い、オメプラゾールのジェネリックにしていたＰＰＩ（プロトンポンプ阻害剤）をエソメプラゾールに変更した。**胃内pHの上昇の程度が強いほど、除菌に使う抗生剤の効果が格段に向上することが知られており、ＰＰＩの各薬剤のわずかな効力の差が除菌率に影響してくると思われるからである。**当院でのエソメプラゾールでの一次除菌はちょうど一〇〇例に達し、その除菌率は確認した八〇人中で九三％と明らかに改善した。

ペニシリンアレルギーは一％程度といわれているが、四名経験した。「発疹が出たらすぐ服薬を中止してください」と処方時にお話しはしているが、薬物性肝障害の診断基準でも「初回投与時は五日目以降の発症が一般的」とされているように、四名中三名が一週間の服薬の終了後から皮疹が出てきた。「薬を飲み終わる頃に発疹が出てくることが多い」と説明した方がよいようだ。幸い、重い肝障害や腎障害などは経験していない。二次除菌は二四例行ったが不成功も二例あり、エソメプラゾール・ミノサイクリン・メトロニダゾールの十日間投与で三次除菌して成功した。副作用で一番ひやりとしたのはペニシリンアレルギーの人にエソメプラゾール・ミノサイクリン・レボフロキサシンの三剤で除菌し、皮疹が出たときだった。除菌は成功していたが、副反応で重篤な状態になり、もし訴訟沙汰にでもなったら、小さな診療所の医師は耐えられるだろうかと悪い展開が脳裏をよぎった。身のほどをわきまえて三次除菌などの保険外治療は公的病院にお任せするのが賢明な態度かと思った。

平成二七年二月に新機序のＰＰＩ（Ｐ‐ＣＡＢ）ボノプラザンが薬価収載された。従来のＰＰＩより胃酸分泌抑制力が強く、かつ効果発現が早いので、ボノプラザンを含む一次除菌では九〇％以上の除菌率とのことである。当院でも同年五月からボノプラザンに切り替えて二〇名以上除菌した。今後は同薬の使用が増えていくであろう。

内視鏡の前には直接問診を

——ルーチンワークでも最終検査

患者さんを診察してから検査する。当たり前のことである。しかし、病院の内視鏡検査室ではどうだろう。検査医自身が検査前に患者さんとお話ししているだろうか？誰の仕事かは別にして、患者さんと検査前の確認をすることは大切である。

抗凝固剤などの確認も大切だが、最も必要なのは、「胃の内視鏡は初めてですか？前はいつどこでやりましたか？前はどういう結果でしたか？ピロリ菌はいるといわれましたか？除菌しましたか？」という質問かもしれない。

一番怖い患者さんは「他院で癌を指摘されたが、そのまま受け入れられなくて癌を指摘されたことを伏せて再検査を受けにきている患者さん」だ。その人の小さな癌をスルーしてしまうことが一番怖いのだ。**内視鏡はルーチンワークの一つかもしれないが最終検査**でもある。あなたが「異常なし」と記載し、後は内視鏡検討会をすり抜けてしまえば、次にその患者さんが内視鏡検査を受けるのは一年ほど後になるだろう。

前医の仕事を無駄にし、患者さんの運命をも悪い方に舵《かじ》を切ってしまう。そして、あなたの内視鏡の実力が思い知らされる日――「癌じゃないといわれて安心していたのに」という患者や家族があなたの目の前に現れる日が来るかもしれない。

患者さんの方に隠したい気持ちがあっても「前はいつ内視鏡をしましたか？」という一言とあなたの笑顔と眼力が、患者さんから「実は○○病院で胃カメラを受けて……だったんですが」という一言を引き出せるかもしれない。

そこまで神経症的な話でなくても、精密検査依頼書の病変が疑われた部位と所見をしっかり頭に入れて検査に臨むことが大切。何を見つけるべきか？　どの部位を注意深くみるべきか？　で、おのずと自分の目に認識される画像が違ってくるのが人間の脳という不思議なコンピューター、事前情報は多い方がよいのである。

セクハラのリスクの認識を
――特に男性の内視鏡医に

あなたが男性であれば、それを十分意識し、セクハラととられるようなことがないようにしなければならない。

あなたがその人を（魅力的な）女性と認識するかどうかではなく、基本的に「本人が女性だと思っている人はすべて女性だ」ということである。

一般社会においても女性と一対一の場ができて、その相手に「キャー、痴漢、変態！」と大声を上げられれば、あなたはその瞬間に窮地に追い込まれる。多くの人の目があるはずの満員電車のなかでさえそうなのである。

診察時に女性の患者さんと一対一で対応することがないようにする。これが基本である。

必ず、近くに女性の看護師がいるようにする。横に張りついていなくても、足しげく往来していればよいだろう。婦人科医にとってはおそらく常識であろうが、消化器内視鏡医にとっても大切なことである。

下半身を露出する大腸内視鏡はもちろん、上部の内視鏡でもホリゾン®［ジアゼパム。マイナートランキライザーの一種］などの鎮静剤を用いる場合も同様に注意しなければならない。鎮静剤を用いて意識が下がっている状態があると、覚醒した後に不安感を持つ女性も多い。意識がなかった間に何かされたのではないかという不安感である。無用の不安、疑いをもたれないためにも、必ず女性の看護師がいる状況で鎮静剤を投与すべきである。

近年は男性の看護師も増えている。男性の医師が男性の看護師の介助で大腸内視鏡をすることは、患者さんが女性であれば絶対に避けるべきである。

果報は寝て待て

――ポリープ切除でのトラブル

経験五年未満なのに消化器内科の責任者――というのはいまでは考えられないことであろうが、私が駆け出しの頃は、中小病院ではよくあることだった。最も最終責任は消化器系として消化器外科のトップの先生に一任されていたのだが。

怖いもの知らずだったので、ある日、大きな胃ポリープ切除にチャレンジした。高周波スネア［通電できる金属線の輪］がポリープの頭をやっとくぐれるくらいのサイズだった。

スネアを絞めて通電したが、切れない。頸部が予想よりも太く、切除に有効なレベルで通電できないのである。スネアをかなり絞めたが、結果は同じで切除をあきらめた。ところがスネアを緩めても頸部からスネアが外れない。

強く絞めたためスネアが頸部に食い込んで外れない。押しても引いてもダメ。このまま緊急開腹手術？　ということが経験の浅い私の脳裏をよぎった。

消化器の最も経験のある先生は消化器外科の先生。内視鏡を私よりさらに若い先生にいったん預けて相談に行った。

「とりあえずスネアを手元で切って、一晩様子をみたらどうだ」とすぐに神のお告げ。なるほど、その手があったか……。

スネアは安値ではないがそれどころではない。お告げのとおり、内視鏡の手元からスネアを切断して内視鏡を抜去し、口から出ているスネアを内視鏡でイレウス管を入れるときと同様に鼻から出る形にして、患者さんには申し訳ないが一晩様子をみさせてもらった。

翌日、内視鏡で再検すると、スネアがポリープから外れてフリーの状態になっていて一件落着。

今日であれば、留置スネアをかけて先から piecemeal［少しずつ。医学的には少しずつかじり取るようにという意味で使われる。例：piecemeal necrosis］に切除するのが正解なのであろうが、ともかく「経験」というものの大きさを味わった出来事だった。

病変が行方不明

―モニター画面はどの位置に

小さな早期胃癌で病院に紹介したとき、まれに「病変が見当たらない」という返事をいただくことがある。また、「御指摘の体中部小弯の病変をＥＳＤ（内視鏡的粘膜下層剥離術）し、腺腫でした」との返書の後に再検査すると、切除されたはずの病変はそのままで、少し離れた所に切除後瘢痕があり、実際には二個の病変があったのに私と紹介先の医師が互いに異なる一個を見つけて満足していたというお粗末もあった。

画像を最終的に「病変」として認識するのは人間の脳であるから、病変がみえない人は「画像認識システムとしての脳」の機能が悪いといってしまえば身も蓋もない。ただ、内視鏡医の診断レベル以外の要素もあるのではと思っている。

それはモニターの位置の違い。そう思うのは、「見当たらない」という返事をいただくのが、私と違う大学の系列病院からが多いからである。

私が育った大学ではモニター画面は常に施行医の正面と患者さんのほぼ正面とに二

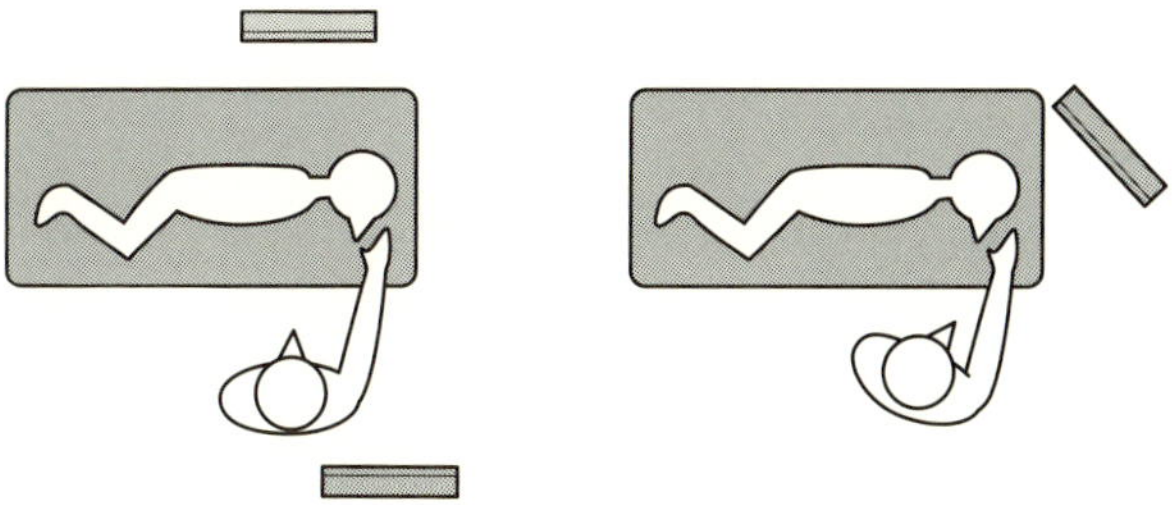

台あった。

それに対し、スペースや設備投資の節約のためだろうが検査台の患者さんの頭側に一台だけ置いてある施設も多い。すると検査医の立ち位置の違いが生じ、内視鏡を操作する手の位置、ひいてはモニターに映し出される画像の角度が微妙にずれてくる。内視鏡施行医の位置がベッドに対して四五度ずれていれば、画像もそれに応じて四五度ずれてきてもおかしくない。**胃の中には大弯のfold［ひだ］や胃角など目印になるものはあるが、前壁・後壁となると微妙な位置感覚はずれやすい。**さらに**胃内への送気量によっても胃の形が立体的に変化するから、体上部後壁といってもかなり違う部位を指すことになる可能性がある**わけである。

このようなことを念頭に、検査ベッドに対する自分の立ち位置や手元のスコープの捻《ひね》り具合を再確認してみるのもよいかもしれない。

大腸内視鏡は二回でワンセット
——見落としを防ぐために

全大腸内視鏡検査をした。ポリープを三個切除して後は何もなかったとする。そのことをどれだけの情報として認識・評価しているか。

大腸内視鏡をある程度の例数こなしている医師であれば、スコープを先進させていたときにチラッとみえたポリープが、回盲部まで進み、観察しながら帰ってくるときには探してもなかなか見つからないということを経験しているであろう。

また、大腸内視鏡検査は午前中にした方が午後にするよりポリープの発見率が高いという報告を時々みる。これは、観察にかける時間の長短や内視鏡検査医の疲労度が関係しているのであろう。

学会でも大腸内視鏡の大家である先生方が「**大腸内視鏡は二回連続して施行した段階で初めて確実に何もないということにしている**」とよくいっておられる。

大腸は複雑な形をした管腔臓器だ。さらに大腸内視鏡は大腸を折りたたんでなるべく直線化して施行する。回盲部からスコープを引きながら観察するときにもちろんfoldの陰までみてくるにしても見落としが起きて当然、それをコミにして「二回施行して初めてOK」というのがレジェンドたちの結論なのである。

だから、切除すべきポリープを一回の大腸内視鏡ですべて切除した（つもり）としても、患者さんには「便潜血検査は来年も受けてくださいね。それで陽性だったら、来年も念のため内視鏡検査を受けてください。後は、ずっと陰性でも三年後くらいにはまた検査に来てください」という説明をするのがベストだと思う。

生検は何個採る?

——抗血栓薬服用者に対する内視鏡ガイドライン

生検は何個採るか。もちろんそれは目的によって異なる。胃癌であることを確認・証明する目的でグループ5が出る確信があれば一個で十分である。病変の範囲を決めるのであれば数個採ることになる。

数年前に抗血栓薬服用者に対する消化器内視鏡診療ガイドラインが出された。抗血栓薬を服用する人が増えてきていて、生検や内視鏡手術などの際の出血によるトラブルや、逆に内視鏡施行時に抗血栓薬を中止しての脳梗塞などのトラブルが多くなってきたため、指針が必要になったのであろう。

抗血栓薬を上手に操って基礎疾患が悪くならないように、かつ、内視鏡下生検や手術で出血が起きないようにしなければならないわけである。

私は診療所では、胃は生検以外観血的なアプローチはしていないので、生検する前に抗血栓薬を中止、減量するかだけが問題となるし、大腸はポリープ切除をしているのでより慎重な対応が必要となる。
胃癌検診の患者さんで内視鏡的にはIIc型早期胃癌を疑った症例があった。内視鏡観察での最後で胃角部から見下ろしながら帰ってくるときに体上部後壁に点状のoozing［滲出。にじみ出る様。ここでは微量の血液の滲出］が数個あり、気になった。詳しくみていると径一cmほどのやや黄色調の浅い陥凹面にみえてきた。イコサペント酸エチル投与中であることを考慮し、一個だけ、やや小さめに生検した。結果はgastric erosion［胃びらん］グループ2であったが、患者さんには次の日から二日間黒い便が出たといわれた。三カ月後に一週間同薬を中止して再度生検した。今回は、普通の感覚で三個生検した。今度は、suggestive of well diff. adenocarcinoma［高分化型腺癌の可能性あり］グループ4だった。公的基幹病院の後輩に紹介し、ESD（内視鏡的粘膜下層剥離術）を施行してもらった。切除標本の病理組織診断では病変径一四×一四㎜の0－IIcで粘膜内にとどまる高分化型管状腺癌だった。

【ステートメント1】
消化器内視鏡検査・治療において、アスピリン、アスピリン以外の抗血小板薬、抗凝固薬のいずれかを休薬する可能性がある場合には、事前に処方医と相談し、休薬の可否を検討する。原則として患者本人に検査・治療を行うことの必要性・利益と出血などの不利益を説明し、明確な同意の下に消化器内視鏡を行うことを徹底する。

後から考えると、この患者さんは前医で狭心症・動脈硬化症との診断でイコサペント酸エチルが投与されており、当院でも本人の希望でそれをそのまま継続していた。投薬の必要性があいまいなまま処方しており、かつその中止もあいまいになった症例だった。ただ、同薬を投与しながらの内視鏡検査で病変からのoozingが発見のきっかけになった点は怪我の功名だった。

胃癌検診などでは原則、抗血栓薬を中止せずに行っているが、そのような場合でも生検が必要な病変を認めたときに生検自体をためらったり、生検を採っても一個だけにとどめたりということが患者さんの不利益につながる可能性があり、悩ましく思うことがある。

改めて、それぞれの症例において抗血栓薬投与がされている疾患の状態を考慮してそのまま内視鏡をするか、一定の期間、薬を中止してするかをきちんと判断して内視鏡検査に臨むことが必要であると思わされた。

「ガイドライン作成の基本理念」の末尾には「ちなみに本ガイドラインの内容は医療訴訟の根拠となるものではない。従って、実際の診療行為の結果については各診療担当者が責任を負うものである」との記載がある。

ガイドラインが決めるのではなく、あくまでも担当医自身がすべてを決めてすべての責任を負うのである。

スキルス胃癌症例からの反省

―客観的評価ができる画像を残す

私の記憶に残っているスキルス胃癌の症例がある。胸焼けが主訴の五〇歳前後の女性だった。

体上部後壁に少し硬くややイクラ状の径三～四㎝の平面があった。生検したが、グループ1。癌の疑いを払拭《ふっしょく》できず、公的基幹病院に紹介した。

病院の消化器内科で超音波内視鏡やＣＴも行い、ボーリング生検までしてグループ1で当院に戻ったが、私も安心して再診を本人任せにしてしまった。その後も症状が続いていたということで、三カ月後に病院で再検したときには画像診断で4型胃癌の診断となり、その一カ月後に外科手術するもすでに癌性腹膜炎になっていて術後一年余で亡くなられた。結局、内視鏡での計四回の生検で癌は出ずじまいだった。

私の医師としての対応はよかったのだろうか。患者さんが大酒家であったことから、体上部後壁の病変はアルコールの影響による炎症像かとの気持ちもあり、最初の本人への病状説明と消化器内科への紹介状の書き方がスキルスを強く推す内容ではなかったことがまず、悔やまれた。

もう一つは、どこかの時点で手術に踏み込めなかったか。しかし、病理組織結果で「癌である」ことを確定できないかぎり、患者さんに胃切除手術を強くすすめることができないということは当然だろう。

ただ、「病変が拡大し続けている」ことを早く患者さんを含む当事者が認識できれば、より早く胃切除に踏み込むことができたのではないかと思う。それには私が公的病院に紹介する前に内視鏡だけではなく、X線造影検査を行い、病変のサイズを画像として客観的に把握しやすくしておくことが一番だったのかもしれない。内視鏡画像では病変のサイズの判断があいまいになる。生検鉗子を開いた状態で病変に押しあてて撮影したりはするが、それでも病変への近接程度や観察角度によってあいまいになるのだ。特に正面視できない体部後壁の病変ではその度合いが強い。

繰り返しになるが、**最初に病変に気づいた医師がより客観的に評価できる画像を残すことが肝要**だと思わされた。

患者さんや
その家族との接し方

死因不詳の場合は病理解剖を

――証拠を残すという意味も

死因がはっきりしない死亡患者には、ぜひ病理解剖をすすめるべきである。病理解剖という選択肢を患者側に示すことは常に大切である。特に来院して間もなくの死亡、入院後数日での死亡の場合は特に重要である。

家族が死亡するという悲しい状況のなか、患者さん側が病理解剖を選択し受け入れてもらえれば、病気や死因の確定、すべてはわからないにしてもある程度の証拠をかためることができる。医療側がつけた診断が正しかったか、治療が適切であったか、などの事後の評価を下すことができる。死戦期が長ければ、死戦期の生体の反応によって修飾され、真の情報はとらえにくくなるかもしれないが。とにかく、これは医療側の技量の判断や今後の改善のために大切な情報となる。純粋に医学的な問題である。

死亡退院における病理解剖の比率が病院の評価になるという一面もあるが、それはあくまでもオマケである。

また、別の観点からその重要性を感じることがある。対患者さん家族という観点からだ。

特に急な死亡の場合、死亡直後は家族には冷静に死因を考えるような余裕はないが、ある程度時間が経過すると死因は何だったのだろう？　本当に治療は正しかったのだろうか？　という疑問が生じるものである。特にそのファミリーのオピニオンリーダーやその対立者が死亡に立ち会わなかった場合は、患者側と医療側の間に後から軋轢《あつれき》が生じることがある。

「助かる病気だったのに必要な検査をせずに対応が遅れたのではないか？　診断が間違っていたのではないか？　治療が悪かったのではないか？」という具合にである。さらに「○男がついていながら、こんなことに……」と家族内抗争に利用されることもありうる。

そのような可能性まで想定して「私たちは○○という診断や診断疑いで○○などの治療をしましたが、残念ながら最終的に○○になって死亡されました。ただ、何分、急に病状が進行したので、本当の状況を詳しく把握したいという気持ちが私たち医療側にはあります。ご家族のみなさんにもどうしてこんなに急に亡くなったのだろうというお気持ちがあるのではないかと思いますがいかがでしょうか。病気の状態をより詳しく知るために病理解剖という方法があります。私たちとしては、ぜひ病理解剖をおすすめしたいのですが、ご家族のみなさんはいかがでしょうか？　いまここにおられないご家族や大事な親類はありませんか？　私はしばらく席をはずしてお待ちしますから、みなさんでご相談ください」と患者さんの死亡後、家族には文書に記載したうえでお話ししたい。

病理解剖が行われれば、多くの情報が得られるであろう。また、病理解剖の承諾が得られなかった場合でも**患者家族側に医学的な客観的判断材料になる病理解剖という選択肢を示したという事実が、後に禍根を残さないことにつながる。**

平成二十七年後半に運用が始まった医療事故調査制度は、医療機関で診療行為に関連した予期せぬ死亡事故が起きた際に使われる制度である。医療機関は第三者機関である「医療事故調査・支援センター」に事故を報告し、院内調査を開始する。院内調査の結果は第三者機関と遺族に報告され、遺族が結果に納得できない場合は第三者機関に調査を求めることができる。この制度は、前述したような医療側と患者側の患者死亡をめぐる軋轢を公的に解決する制度ともいえる。

恩を売ってはダメ

―医師・患者関係は節度を持って

患者さんの早期胃癌を発見し、内視鏡治療につなげた。消化器内視鏡医としては一番嬉しい「目に見える成果」である。

もちろん、患者さんには感謝される。こちらもその患者さんに恩を売った気になる。人としては当然かもしれない。しかし、その感情・気持ちを引きずってその患者さんに対応し続けるのはよくない。

「ありがとうございました」の言葉をいただいたら、すべてリセット。もとのニュートラルな関係に戻るべきである。

ある医師が早期食道癌を発見した。公的基幹病院に紹介し、ESD（内視鏡的粘膜下層剥離術）を受け治癒、その後患者さんは、またその医師の外来で経過観察を受けていた。ある日、腹痛でその医師を受診、胃内視鏡では異常なく、大腸内視鏡をすすめられた。患者さんが渋っていると、「いうことを聞けないなら、もう来なくていい」といわれたそうだ。どれくらいのニュアンスで医師がいったのか、一言一句そのとおりに医師がいったのかはもちろんわからない。

ＮＢＩ（narrow band imaging）観察がルーチンに使われるようになる前は、食道癌を早期の状態で見つけることはかなり困難だった。

医師の心理のなかに、「自分がこの患者さんの命を救ってあげたのだ。その私がよかれと思って大腸内視鏡検査を進めているのに、嫌がるとは、物わかりの悪い患者だ。命の恩人である私の目の確かさをまだわからないのか。そんな恩知らずの奴は来なくていい」という言葉がたとえ口から出なくても患者さんには伝わったのであろう。そして、その瞬間、その患者さんはもう、その医師にはみてもらいたくないと思ったのであろう。

患者さんは医師が支配する対象物ではない。

終末期患者の家族間の軋轢

――一人一人に別れの時間を

人が死ぬとき、家族には一人一人それぞれに別れの時間が必要である。病状説明で深刻な場面の一つは、死期が近づき、どこまで延命につながる治療を行うか、家族に選択をしてもらうときである。そのときに家族のなかがぎくしゃくすることがある。

【典型例】

八〇歳の胃癌手術後五年目の再発転移で入院が長くなり、もともと悪かった栄養状態も悪化、胃瘻をつけたものの寝たきりで嚥下性肺炎を繰り返すようになった。いつも病状を説明して方針を決めていた農業をしている同居の長男夫婦に相談し、「高カロリー輸液は選択せず、末梢輸液だけで対応し、呼吸状態が悪くなったときには、人工呼吸器はつけず、自発呼吸と酸素吸入だけの対応にとどめる」との方針となった。

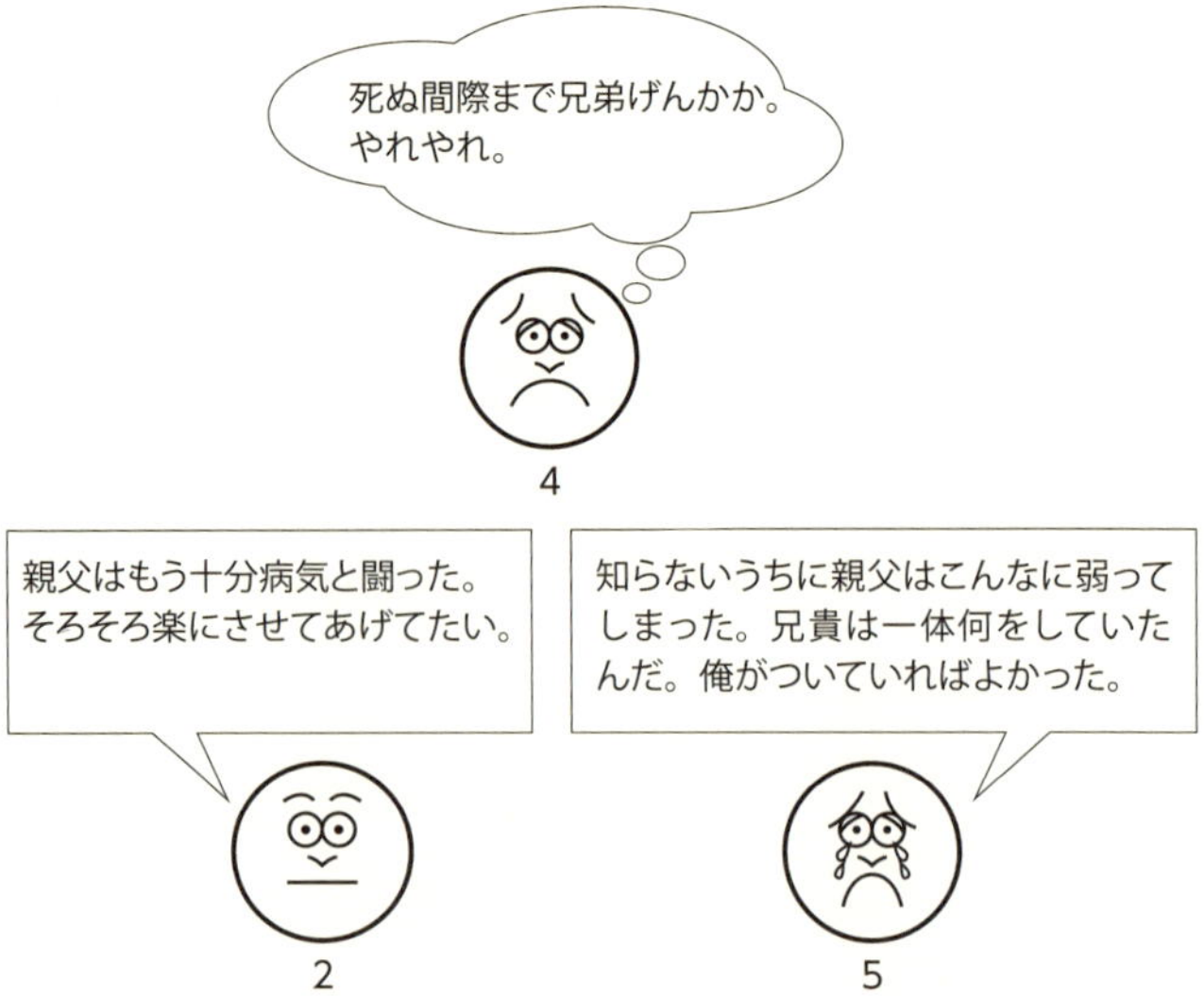

ある日、嚥下性肺炎が重篤化し、そろそろ危篤状態というときに東京の会社に勤め、アメリカに長期出張していた次男が連絡を受け、お見舞いにきた。

「兄貴、これはいったい何をやっているんだ！　こんなに息が苦しそうなのに呼吸器もつけず、このまま死なせるのか？　医者も何もしないつもりか？」と強い口調で話し出し、長男は反論できず、気まずい雰囲気になった。

「人工呼吸器はいまからでもつけられますが、考え直されますか？」と再度聞かざるをえなくなった。

家族のそれぞれ一人一人が、患者の

状況を理解し、近づいてくる死を受容しあきらめるのに一定の時間が必要であるし、一人一人が自分もそのなかにある程度関与したという満足感・禊《みそぎ》に近い感情を持ちたいものであろう。

毎日顔をあわせ、親の日々の衰えを感じ、介護や日々の世話を十分やりつくしたと思える同居の長男夫婦には十分、別れに対する受容が熟成されていたが、何年も顔をみず、父親の日焼けした顔しか記憶にない次男が、簡単に目の前の親の状態を受け入れ、さらに、そのまま死を迎えることができないのは当然である。彼にも別れの時間が必要なのである。

本人が意思を示せない状態にあり、その家族と重大な決定をするときは「他に治療方針を相談しておくべき人はないですか？　ご本人がある程度元気ないまのうちにお見舞いにきていただくべきご兄弟や親族はないですか？」と複数の家族が同時にいる状況で必ず確認するべきである。

患者さんの希望に沿って紹介を

――紹介先病院の情報を

いまは開業医なので、「うちからは主に近くのA病院かB病院に紹介していますが、特に希望はありますか？」と患者さんに尋ねている。

同じ地域のなかで生活している人でも、それぞれが各病院に持つイメージは異なるものである。風評もあるが、多くの人は「自分がA病院で診療を受けたときに○○だった」というかぎられた情報で判断していることも多い。

「親が以前A病院に一二月後半に入院したことがある。病状が急に悪化したときに主治医が不在で連絡をとってもらったが、年末で帰省していて来ることができないとのことで、結局、他の医師に処置をしてもらい、急場をしのぐかたちになった。あんな病院は信用できない」というような具合にである。

これだけでその病院全体や他の診療科を評価するのはもちろん正当な判断ではないだろうが、**患者さんやその家族がネガティブな印象を持っている病院に無理に紹介し**

てもプラスになることはない。よい結果が得られない可能性がある病気の場合はなおさらである。「やっぱり、A病院にしなければよかった。B病院にしておけば助かったかもしれないのに……」という後味の悪いことになる。

病院に勤務していれば、組織の一員として行動しなければならないことも多い。総合病院の消化器内科であれば、「普通は当院の外科に紹介してますが、それでよろしいですか？　特に希望はありませんか？」と尋ねることになるだろう。肝心なことは、優先する紹介先があってもよいが、患者さんに強制してはいけないということである。

いまは、インターネットなどで多くの情報を得ることができるし、遠方への移動時間も短くなっている。患者さん側がいろいろな情報を集め、「東京の○○病院に紹介してほしい」といわれることも増えている。医師としてもせめて自分の専門領域のいわゆる有名病院の「医療従事者としての見地からの情報」は持っていたほうがよいであろう。

家族間抗争に留意を

——無用な隙をつくらない

前述したが、本人が意思を示せない状態にあり、その家族と重大な決定をするときは、「他に治療方針を相談しておくべき人はないですか？　ご本人がある程度元気ないまのうちにお見舞いにきていただくべきご兄弟や親族はないですか？」と複数の家族が同時にいる状況で必ず確認するべきである。

患者さんのファミリーが善意の人たちばかりであれば、これで十分かもしれない。しかし、**人の死という混乱に乗じて、家族のなかでトラブルをつくりたい人、自分の力を誇示したい人、医療との間にトラブルをつくりたい人、社会的利益やお金を得たい人が親族に含まれているときは、要注意**である。もちろん、医療にかかわること以外は医師の仕事ではない。特に家族間抗争に巻き込まれる必要はない。トラブルに巻き込まれないためにも、しっかり説明内容を文書に残すことが必要である。いつ、どこで、誰に、何を説明し、理解・承諾を得たかをはっきりと書面にしておきたい。

反社会的勢力・親族一族のなかでの権力を誇示したい人・親族のなかでの反対勢力・社会的要人など注意が必要な人はいないか、などの留意が肝要だ。私の経験では政治家・社長さん・成功者（と思っている人）・教職者・われわれのような医師などに注意すべき人が含まれる確率が高い。

あなたが付けているお面は？ —医師としての自分のイメージ

人は外見、つまり自分というお面や人としての印象からは逃れられない。また、その外見がどういう印象や効果を与えるかも、あなたの目の前の相手によって違ってくる。

当たり前のことであるが、医師の場合、医師という職業のイメージと自分が患者さんに与える印象との折りあいをつける必要がある。

まず人としてよい印象を持ってもらう。少なくとも「悪い意味で変な人」「信用できなさそうな人」と思われないことが必要だ。身だしなみが自分が相対している患者さんにとっての常識の範囲内にあることが最低の条件だ。それは、その地域、その病院の文化によって当然違ってくる。

特に若い研修医の間は「自分のイメージ」と求められる「医師像」とのギャップが大きく苦しむことも多い。「若いお兄さん」「年頃のお嬢さん」という印象と、「信頼できる医師」という患者さんが求めるイメージの重なりを追及していくしかない。それは「人として信頼できる若いお兄さん」「人として信頼できる年頃のお嬢さん」ということかもしれない。それが無理ならば「ちょっと変わっているがいいお兄さん」。

笑い話になるが、大学病院で研修医がおばあさんの胃透視検査をした。右側を向いてバリウムを飲んでもらうときにX線検査室の外の操作室の鉛ガラスの窓の外から「先生の方を向いて」とおばあさんにいったところ、おばあさんがキョロキョロしだした。おばあさんからすると、窓の外には「若い坊や」がいるだけで、部屋のなかにも先生らしい人はいない。キョロキョロするしかなかったのだ。それでも彼は「先生の方を向いて」と繰り返し、失笑を買った。

その研修医は窓からみえる自分はおばあさんにとって「若い坊や」なのだと気づき、「私の方を向いて」「窓の方を向いて」「右手の方を向いて」などと言い換えればよかったのだが、自分は「医師だ」「先生だ」と張り切っていて、柔軟な思考ができなかったのである。

相手、患者さんがその医師をどのように見ているかで受け止められ方は違う。**医師は相手の目に映っている自分を意識して、より適切な態度で行動する必要がある。**一般社会、他の職業でも同じことはいえるのだが、医師の場合、基本的に患者さんとの一対一の関係で対応することが多いのでより重要になる。

まず、無難なのは丁寧な言葉遣い・態度である。より親しげにより相手の気持ちに響くようにと行動すれば、リスクが上がる。そのリスクを避けて、かつ相手に肯定的に受け入れられれば達人になれるが……。

病院の廊下ですれ違ったときに「おお、○○さん、元気にしているか?」と肩を叩いて声をかけたとしよう。患者さんにとってパターナリズム［家父長主義。強い立場にいる人が弱い立場の人の意志にかかわらず、弱い立場の人の利益になると思う干渉・介入行動をすること］的に受け入れられている医師であれば、「偉い先生から親しげに声をかけてもらった。気にかけてもらっている」と肯定的に受け止めてもらえるだろう。しかし、患者さんから感謝や尊敬の念を持たれていない若い医師であれば、「なんと馴れ馴れしく失礼な若造だ」と否定的にとられるだろう。**身のほどをわきまえた態度・行動が大切**である。

チームとしてのカラーは同じ
——家族・一族・ファミリー

このような言葉であらわされる「集団」は似たような気質・政治的社会的信条・宗教心・行動パターンを持つものである。

患者さんと家族を目の前にしたときにこのことは忘れない方がよい。

本人を含め数名の家族を前にして患者さんの病気や病状および治療方針の説明をし、さらに本人や家族の同意を得るインフォームドコンセントという仕事がある。

そのときには、目の前の人々全員を観察し、どのような人たちであるかを把握することが重要である。そのなかでいろいろな質問が出る。場合によっては厳しい質問や批判的な話も出るであろう。

数名の家族のうち、特定の一人だけが鋭い質問や疑問を投げかけてくるという場合がある。そのような場合、他の人はそれを黙ってみていることもあるし、むしろそれを抑えるような一見対照的な立場での発言をされることもある。すると家族の総意はどこにあるか、はかりかねることも多い。その中で、家族側の意見の違いを利用して当方の都合のよい方へ全体の総意を誘導しようとするのは危険を伴う。

出た意見のなかで最も先鋭的な発言が、その家族の総意あるいは本音である、とする判断が多くの場合正しい。先鋭的な発言をした人がオピニオンリーダーあるいは相手側の様子をみるためのアドバルーン・先遣隊であり、残りの人たちは本隊である。従って、先頭を切った人が不在なら別の一人が同じような役回りで行動発言するのである。野球にたとえれば、盗塁してみるのが先遣隊で、先発投手が表面的リーダーというところだろう。抑えのエースが別にいるかもしれない。

また、家族が発する家族自体に対する悪口に軽々しく同調してはいけない。妻は夫の悪口をいう資格はあっても、医師であるあなたに同じような資格があるわけではない。

患者さんとの距離のとり方
――主導権は患者さんにある

患者さんとの距離のとり方は、長年医師をやっていても難しい。

「『もうあきらめていたんでしょ』といわれて心が傷ついた」と外来で、ある患者さんが嘆かれた。

夫が長患いの末、総合病院で最近亡くなられた。確かに治ることはあきらめていたし、先が短いことも承知していたのだが、二人暮らしの連れあいを失い、悲しんでいる身にこんな言葉をかけられても、慰めどころか悲しみに追い打ちをかけられただけだったと訴えられた。

長年、担当した主治医は、この奥さんの心中を十分に理解しているつもりだったのだろう。

「もうあきらめて……」という言葉の前後に「元気を出しましょう」などの慰めや励ましの言葉が続いていたのだろうが、この一節だけが奥さんの心に刺さって残ってしまったようだ。

患者さんから聞いたこのような話は客観的に解釈できるが、私も日々の診療のなかで医師として同じ過ちをおかしていないという自信はない。

親しい関係になり、互いにより気兼ねなくお話しできれば最高の関係だと思いがちだが、医師は家族や親友とは違う。**医療を介して、あくまでも患者さん側が医師に近づいたり遠ざかったりという関係だ。**そのときの患者さんや家族の心情、医療に対する距離感を理解せず、誤ってその心の芯に触れれば傷つけてしまう。

この患者さんはその後、ご自身の入院が必要となり、「どの病院に行かれますか」とお聞きすると、「夫が亡くなった病院には行きたくない」といわれた。

病院の医療レベルや対応の善し悪しではなく、ただ単に夫が亡くなったその悲しい場所に行きたくないというお気持ちだった。

結局、長年親しんだ病院ではなく別の病院に紹介状を書いた。

この患者さんの夫に対する深い愛情と一体感しかり、患者側の心を簡単に理解した、理解できると思うのは思いあがりだ。

「希望的解釈」されない説明を

――患者さん側の心理状態を理解して

患者さんに説明しているときや逆に自分が患者となって医師の説明を聞いていると
きにも感じることだが、同じ内容の話をしても患者さん本人や家族がどう解釈するか、
患者さん側の心理状態で微妙に異なることがある。

患者の不安が強いときは、悪い話は増幅されて聞こえるだろうし、患者が楽観的な
とき、たとえば生活習慣病の指導などの際にきつめに話をしたところで馬耳東風《ばじとうふう》だ。

特に患者側が急に受け入れることができないような「降ってわいたような癌の話」
などは、説明してもなかなかわかってもらえないことがある。

極端な例を挙げれば、ずいぶん前になるがスキルスになった有名アナウンサーの話。
週刊誌記事などでは「医者は手術をすれば治るといったのに治らなかった」と家族が
不満を持ったとのことだった。

私の経験でも、腹部症状を訴えてきた患者さんが初診時すでに肝転移を伴う進行胃

癌だったとき、その患者さんの奥さんにどれだけ説明しても上《うわ》の空の状態で、ご本人が入院されてからも「母は本当にどこまで理解しているのだろうか」と息子さんが相談に来られたことがあった。

家族が「患者が完治不能な進行癌である」という事実を受け入れることができない心理状態であれば、「手術をして腹膜播種がなければ取り切れる可能性がある」といった説明が「手術をすれば取り切れて完治する」と聞こえたり、「癌は腹膜転移をしているが手術をすれば腸閉塞がよくなって、しばらくよい状態が続くでしょう」といった言葉が「手術をすればよくなって元気になる」と聞こえたりする可能性がある。

家族の大黒柱にいきなり進行癌が発見されて家族がその事実を受け入れがたく、なんとか治ってほしいと強く願っている場合には十分に起こりうることである。

病気の状態の説明をするときには当然のことであるが、文書に書いて説明することが大切。また、癌の進行度や予後を説明するときに「手術をした場合五年生存率が三〇%」と説明するにしても、「ある人は半年で亡くなるし、ある人は一〇年以上生存する。そういう人を多数集めての平均で五年後には三人中二人の人が亡くなる」ということを真に理解してもらうことが案外難しいことも知っておくべきであろう。

大切なことは、なるべく難解な医学用語やあいまいな言葉、あいまいな説明は避けることだ。上記の例では「……であれば取り切れる可能性がある」や「しばらくよい状態が続く……」などの言い方は解釈に大きな幅が生じやすい。肉眼的に「取り切れ」ても完治ではないし、「可能性」という言葉もあいまいだ。「よい状態」といっても医師がいいたいことは「しばらくは腸閉塞の状態が回避されて食事は何とかできるが、その後また時間が経てば腸閉塞が起きてくる」ということである。

家族に希望的解釈が生じると後々のトラブルの種になる。希望を持ってもらうことは大切だが、裏切られることが決まっている希望は必ず恨みにつながる。

患者さんの医療情報は誰のもの？
――まだまだ患者さん中心になっていない

インフォームドコンセントやカルテ開示などという言葉が普通に使われる時代になっているが、**医療のなかにはパターナリズムがまだまだ深くしみ込んでいる。**

特に、そう思うのは公的基幹病院に紹介した患者さんが当院に戻ってきたときである。患者さんに「○○先生はどういわれました？」と尋ねると、「『心配なかったです。かかりつけの先生に返事を書いておくから』といわれた。詳しい説明は聞かなかった」と答える患者さんがかなり多い。専門医が患者さんに直接説明せず、「かかりつけ医から聞きなさい」というわけだ。たいして悪くなかったし、どうせ、あなたに説明してもわからないのだから、かかりつけ医に噛み砕いて話してもらいなさいということか？　善意に解釈すれば、病院の外来は忙しいから、かかりつけ医にお願いしますということか？　**患者さん側の心理としては検査をした専門医から直接説明や専門的な意見を聞きたいと思うのは当たり前**だし、私が返書をみて説明したとしても、専門家としての微妙なニュアンスは伝えようがない。

また、検査データや紹介状の扱いにも私は疑問を持っている。**病気の主役はもちろん患者さんである。**であるならば、検査データは患者さんに渡し、返書の内容も少なくともコピーを患者さん本人にも渡すべきであろう。もちろん本人がその内容をすべて理解できるわけではないだろうが、少なくとも、次に診察する医師が誰であれ、検査データを含む経過を詳しく知ることができ、同じ検査を二重に行う無駄を避けることができる。

一般的な紹介状の様式自体も、紹介元と紹介先の医師が主役で、患者さんはその間を行き来するメッセンジャーのようである。患者さん中心の医療というのであれば、「書類の一番上に患者さんの名前が来て、患者さんに説明する様式で病名や経過を書き、専門医の診察が必要だから○○病院の○○先生に紹介します」という書式にするのがあるべき姿ではないだろうか。

カルテをすべて電子データ化して患者カードにして持ち歩きできるようなシステムも考えられているが、その場合でも患者本人がその内容を閲覧できるようにするのが理想だろう。

お正月の救急外来談義

お正月に親戚が集まった。我々兄弟は二人とも消化器内科医で、兄の私（A）は開業して長いが、弟（B）は公的基幹病院で頑張っている。研修医二年目であるわが子（C）を交えて、いつしか医者談義が始まった。

B「今は何科を回っているの？」

C「救急です。大学と違って救急車もたくさん来て大変です」

B「そうだなあ。内科救急だったら、急性冠病変・脳血管障害・感染症がらみのDIC（播種性血管内凝固症候群）くらいには気をつけなくちゃならないな」

A「一番ひやっとしたのはどういう症例だ？」

C「うーん、そういえばこの前来たおばあちゃんには冷や汗をかかされました。日直・当直の変わり目で引き継いで、『後は、CTだけだから』といわれた患者さんだったんだけど」

A「その引き継ぎ患者というのは、はまるパターンの一つだな。処置された後だと最初の悪い状態が実感としてわからないから油断が入る」

C「失神で来た患者さんで、データでは少し貧血はあったけど、もともと色白だといわれてあまり気にしなかったんだ。けど、血圧は低くて脈は速かった」

B「プレショックだったわけだな」

C「だけど日頃のデータがないし、本人は大丈夫っていうし、ストレッチャーでおしっこしたくないっていうから、降ろしてトイレに歩かせたのが失敗で、失神して倒れてしまって」
A「おばあちゃんの気持ちもわかるけど、まずかったね」
C「それでCT撮ったらどうも胸腔内に造影剤が少し漏れているようで……。CTの読影は難しいし、結局、上の先生を呼んでもう一度造影CTを撮ることになって」
A「大病院で救急患者の診断にCTがほぼルーチンワークだったら、読影力をつけるしかないな。まあ、造影CTも何を狙うかによって撮るタイミングが違うからそれも勉強せんといかんなあ」
C「結局、肋間動脈瘤の破裂による血胸だったんだけど、そんな病気みたことなかった」
B「まあ二年目だったらなんでも経験だよ。とにかく一番気をつけなくてはいけないのは、医療事故がらみの症例だな。たとえば、高齢者の胃透視後のバリウムによるイレウスなんかは、簡単に帰しちゃいかんよ。腸管穿孔を起こして腹膜炎を起こしたら、即、医療事故だ。頻度としてはまれだが、バリウムによる腹膜炎は器質的大腸疾患がなくても起こりうるし、いったん起きると一般の細菌性腹膜炎より予後が悪く死亡率が高いといわれているからねえ。手遅れにしてしまったといわれたときには大変になる」
A「そのとおり、医療側が最初に石を転がし出した場合は要注意だな。昔、病院で私が胃生検をした患者さんがその夜に血便が出たと来ているのに、『大丈夫でしょう』と当直医が何もせず、私に連絡もせずに帰してしまってね。次の日に内視鏡をしたら動脈性の出血が続いていてびっくりしたことがあったよ。その当直医には注意したけどね。もし、家でショックにでもなっていたら二人まとめてクビだよ。体下部大弯を一個だけ生検した症例だったけど、それからは接線方向に押すかたちになる生検はなるべく強く押さないようにしているよ。一定の広い範囲の血管をすくってつまむことになる確率が高くなるからね」

B「他には……そうだね、緊急輸血だな。本当に急を要する場合はO型の血液を輸血することになっているよね。だけどABO型だけ聞いていると、大変なことになる。先日もおばあちゃんが施設からショックで運ばれてきて緊急輸血する寸前だったんだけど、家族が来て『Rh（－）です』っていったんだ。冷や汗かいたよ」

A「一人で生活している高齢者には、最近では冷蔵庫などに病歴などをまとめたカードを貼っておくようにしている自治体もあるけど、Rh型も含めて血液型を明示しておいてほしいね」

B「後は、高齢者の腹痛だとSMA（上腸間膜動脈）血栓症は常に頭においておかないといけないね。脳などの血栓症の既往があるか否かということがポイントの一つだね。手遅れになれば、敗血症になって死亡する。手術になっても状態が悪くなってからだと大変だね」

A「昔は手遅れ気味の症例はほとんど死亡していたと思うけど、いまは手術以外に何かするの？」

C「血栓溶解療法やForgatyカテーテルを使って血栓を取り出すとかあるみたいだけど」

B「とにかく、早期診断が大切だね。CT画像で、SMAが、SMV（上腸間膜静脈）より太くみえること、血中アミラーゼ〔炭水化物分解酵素。主に膵臓・唾液腺でつくられるが、小腸などでもつくられる〕値が高く出ること、ガス分析でアシドーシス〔酸血症。血液のpHが酸性に傾きすぎた状態〕を呈すること、CPK（クレアチンホスホキナーゼ）が高めに出ることもよくみられる異常データで、非常に参考になるね。成書にあるように下血が出る頃は、すでに時期遅しだ」

A「イレウスを含めて小腸にある程度以上の病変があれば、アミラーゼが高めに出ることが結構多いな。血栓症といえば、肺血栓塞栓症も怖いね。重症だと息が苦しいとやってきてすぐショックになったりする。既往や基礎疾患があれば頭に浮かぶけど。……自分の経験した症例では下痢で数日寝込んでいた高齢肥満女性であったね。『下痢で体がだるいし、寝ていたけど、だんだんつらくなってきたので』と受診されると、なかなか肺塞栓症まで思い浮かばない。あれよあれよという間に意識がおかしくなって大変だった。呼吸困難＋胸痛→血液ガス分析→肺シンチと最短コースを行ければいいけど、ショックで来ると心筋梗塞や重症不整脈など鑑別診断が大変になる」

B「胸部症状であれば、心筋梗塞・狭心症・大動脈解離と、この肺動脈血栓症は常に頭におかないといけないね」

A「農村部だと時々、農薬中毒は来るね。有機リン中毒にはPAM（ヨウ化プラリドキシム）と硫酸アトロピンくらいは知っていないといけない」

B「歓楽街が近いとアルコールがらみのトラブルも来るね」

C「うちには若者の急性アルコール中毒は時々来ますね。どういう生活しているのかと思いますね。いまになって思うけど、学生時代の部のコンパなんかもちょっと間違えるとやばかったと思います」

B「医学部の部活動で飲酒事故だと、シャレにもならないからな。後輩たちにも注意しないといかんな」

A「次はどこを回るの？」

C「次は大学に戻って内分泌内科です」

B「小刻みに回ると教える方も大変だよな。さわりを教えるだけになるし、教えてもほとんどは将来的に自分たちの戦力になってくれるわけではないから、教えるモチベーションも上がらない。口うるさくても構ってくれる先生がいい先生だよ。面倒だったら放し飼いにしておけば一番楽だからな。とにかく、いろいろ教えてもらうことだね」

肝胆膵疾患について

研修医の限界

――肝性脳症の患者さんが呼んだ名は

研修医のとき、本当に情けなく思ったことがあった。

肝門部胆管癌で閉塞性黄疸になり、ＰＴＢＤ（経皮経肝胆管ドレナージ）が入っている患者さんだった。病気が進行して、左右の胆管の交通が途切れ、いわゆる「泣き別れの状態」になると、ＰＴＢＤのルートが複数必要になってくる。右葉に一本目、左葉に二本目、さらに閉塞が進み拡張した右葉の区域に三本目、そこでルートを増やすのをあきらめた。

私は詰まりがちなＰＴＢＤルートを毎日のように洗浄し、患者さんからは「先生、先生」と呼ばれ、「よい研修医」として頼りにされていると思っていた。

病気の進行に伴い、胆管は造影では開いていても黄金色の胆汁は出てこなくなる。肝不全になり肝性脳症が出てきた（「昏睡度分類」参照）。そして昏睡度Ⅱから Ⅲを往復するようになると、患者さんは私の名ではなく私の指導医の名を呼びはじめたのだ。

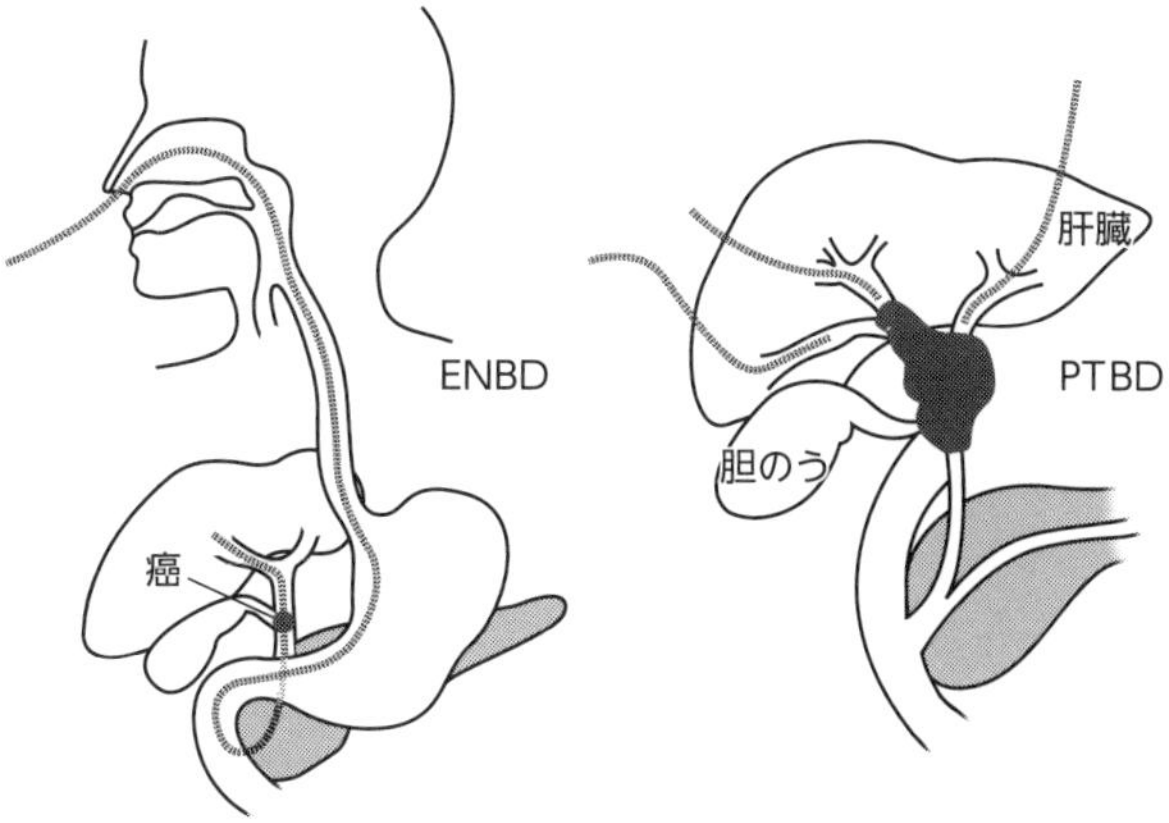

そのとき、「本当に信頼されているのは自分ではない」と悟らされた。「主治医は若い医者だが仕方がない。直接の担当医なのだから『先生』として立てておこう」という程度だったわけだ。それでも、週に一、二回患者さんに声をかけるだけ（と私が思っていただけだったのだが）の指導医の名を意識が朦朧《もうろう》とした肝性脳症の状態で連呼されたのには凹《へこ》まされた。

あなたの目の前の患者さんは、あなたの診療を受けたくて受けているわけではない。病気が深刻なものであればあるほど、**患者さんはその病院で一番の名医、日本で一番、世界で一番の名医の診療を受けたいと思っている。**このことは、あなたが何十年経験を積んでも忘れない方がいい。謙虚な心持ちを忘れてはいけない。

昏睡度分類

昏睡度	精神症状	参考事項
I	睡眠－覚醒リズムの逆転 多幸気分、時に抑うつ状態 だらしなく、気にとめない態度	retrospective にしか判定できない場合が多い
II	指南力（時・場所）障害、物を取り違える（confusion） 異常行動（例：お金をまく、化粧品をゴミ箱に捨てるなど） 時に傾眠状態（普通の呼びかけで開眼し、会話ができる） 無礼な言動はあったりするが、医師の指示に従う態度をみせる	興奮状態がない 尿・便失禁がない 羽ばたき振戦あり
III	しばしば興奮状態またはせん妄状態を伴い、反抗的態度をみせる 嗜眠状態（ほとんど眠っている） 外的刺激で開眼しうるが、医師の指示に従わない、または従えない（簡単な命令には応じる）	羽ばたき振戦あり（患者の協力が得られる場合） 指南力は高度に障害
IV	昏睡（完全な意識の消失） 痛み刺激に反応する	刺激に対して、払いのける動作、顔をしかめるなどがみられる
V	深昏睡 痛み刺激にも反応しない	

（高橋善弥太ほか、第 12 回犬山シンポジウム、1982）

胆道ドレナージの変遷・進歩

——透視台の上でseptic shock

私が研修医の頃、ＰＴＢＤ（あるいはＰＴＣＤ）はまだ胆道造影下直接穿刺法で行われていた。まず、ＰＴＣ（経皮経肝胆道造影）を施行、すなわちＸ線透視下で肝臓の陰影から肝内胆管の多い位置を想定し、右腋下腺から穿刺し、Ｘ線造影剤を注入する。それから造影された胆管を左葉の正面から穿刺するという手技だった。今では、超音波ガイド下に肝内胆管をめがけて穿刺することができ、格段に安全に行うことができるようになった。

胆道造影下直接穿刺法の手技については公的基幹病院で外科医に教わった。穿刺部位の決め方。穿刺し、胆汁が引けたら、感染がある場合は造影剤を注入する前に、胆汁を十分吸引し、洗浄すること。造影剤を入れたら、左葉の胆管を狙い、Ｘ線とほぼ平行に太い穿刺針を体に垂直に刺し、Ｘ線モニター画面の胆管に穿刺針の丸い穴ができれば成功という手技だ。

ただ、閉塞がある程度進行しなければ胆管が拡張せず、ＰＴＣ自体が難しい。何度、穿刺しても針が胆管にあたらず、結局あきらめて中止することもあった。胆管の拡張が進むまで待ってもよいことばかりではない。胆管炎が起きてきて悪い条件下で穿刺することにもなる。感染を起こしている胆管に造影剤を流し、胆管内圧が上がって菌血症からショックになった患者もあった。従って、感染を伴っている症例のＰＴＢＤを行う前には、「最悪の場合、台の上で死ぬこともあります」と病状説明《ムンテラ》したものである。

画像診断が格段に進歩し、超音波ガイド下に穿刺するようになってからは、早期診断できることもあり、むしろ細い胆管にいかにうまく穿刺するかが手技の上手下手になってきたし、ＥＮＢＤ（内視鏡的経鼻胆管ドレナージ）が進歩してＰＴＢＤはセカンドチョイスになってきている。

前項の患者さんであれば、今ならＥＮＢＤから胆道ステントを何本か入れるかたちで治療されていただろう。

LDH→AST→ALT ――標準値が正常値ではない

検査値の読み方は難しい。肝機能もしかり、ＡＬＴ（アラニンアミノトランスフェラーゼ）の正常値が八～三五で、それを外れて多ければ高値、低ければ低値と思っているようであれば、標準値を外れた検診結果についた＊（アステリスク）だけをみている素人と同じで医師とはいえない。

ＡＬＴが五というのが何を意味するか、一〇であれば、三五であれば、三〇〇であれば、三〇〇〇であれば、というようにそれぞれに具体的な値によって病態を考えれるようにならなければならない。

ＡＳＴ（アスパラギン酸アミノトランスフェラーゼ）一八・ＡＬＴ一六であれば、肝臓はまず正常、ＡＳＴ二五・ＡＬＴ三〇であれば脂肪肝かもしれないし、ウイルス感染があればB型であろうとC型であろうと多少の炎症が肝臓に起きている。

また、ある時点だけのワンポイントの数字の意味と、経過を追ってのその時点での

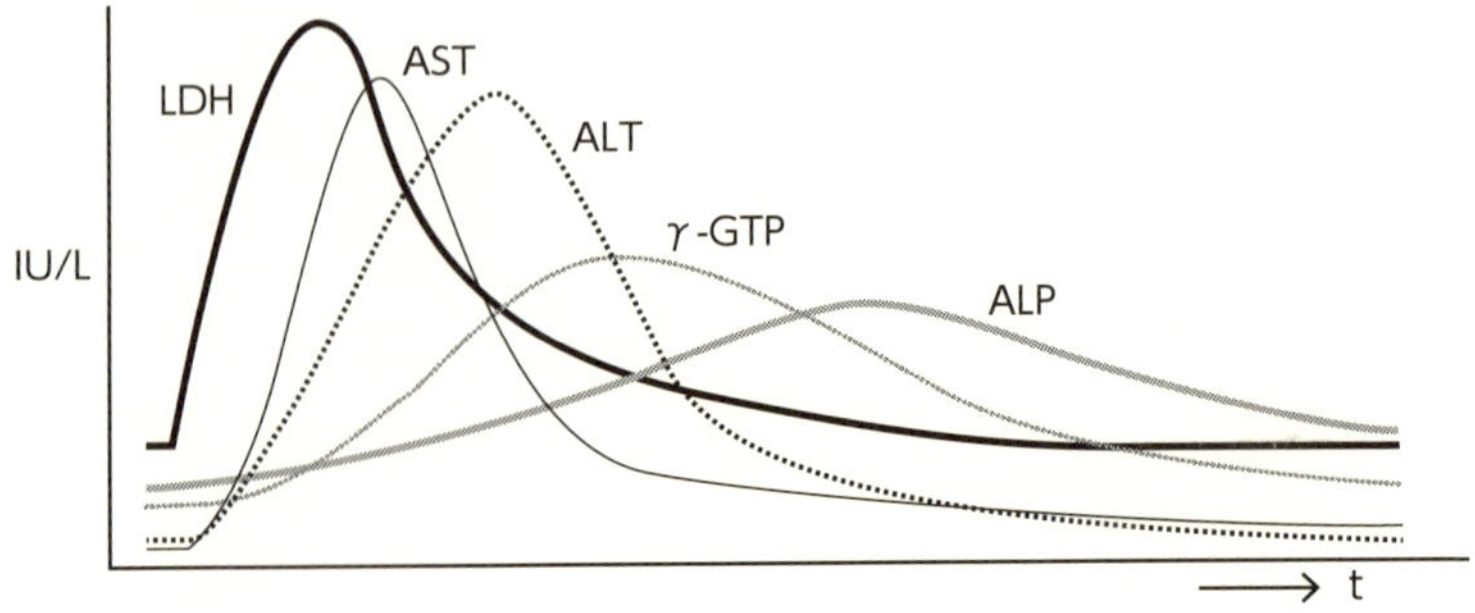

数値の読み方では解釈に違いが出てきて当然である。

年余にわたりＡＬＴが二〇〇～三〇〇であれば、活動性の高い慢性肝炎であり、その人が急に三〇〇〇になれば、命にかかわる急性増悪で、その後一〇になれば、治癒したのではなくて肝機能が廃絶し、迫りくる死をも意味することになる。

さらに、心筋や血球にも存在するＡＳＴやＬＤＨ（乳酸脱水素酵素）、胆道系酵素といわれるγ‐ＧＴＰ（γ‐グルタミルトランスペプチダーゼ）やＡＬＰ（アルカリホスファターゼ）などの値との総合判断やそれらとの数値の変動も重要な情報である。

LDH→AST→ALT→γ-GTP→ALPの順番に肝機能は動くので、ＡＳＴ一〇〇〇でＡＬＴ一一〇〇であれば急性肝炎だが、ピークは過ぎている可能性が大と判断できる。

最初の死亡診断書

——夫婦の一体感に感動

消化器内科医の宿命として多くの消化器癌の患者さんを看取《みと》ってきたが、最初に死亡診断書を書いた患者さんのことは三〇年後のいまも鮮明に覚えている。

膵臓癌の患者さんで、胃の出口近くの十二指腸が腫瘍のためにふさがり、嘔吐を繰り返し、やせ細って亡くなられた。酸性の胃液がほとんど口から外に出るため、極端なアルカローシス［アルカリ血症。血液のpHがアルカリ性に傾きすぎた状態］になり輸液に苦労した。

ご臨終を告げた後、奥さんがご主人への思いを語られた。旧国鉄に長年奉職し、最後に駅長を務めて退職した直後だったこと。子どもたちが社会人になり、夫婦とも親の務めは果たしたこと。最近、家を新築したこと。

仕事優先の生活だったが、老後を二人で楽しく過ごそうと夫婦でいっていた矢先だったこと。立派な人だったと泣きもせず、ただ淡々と深く嘆き続けておられたのである。

研修医として初めて受け持った患者さんの死であったうえに、夫婦とはこれほどまでに一体感を持って生きているのかという驚きで、当時まだ独身の私は心が揺さぶられ、涙があふれてしまった。

私がこれまでみた膵臓癌の患者さんで比較的早期発見されて手術を受けた方もあったが、結局ほとんどの方が癌の悪化で亡くなられた。

患者さんたちを思い浮かべると、若くして膵臓癌になる人には、休みも十分とらずに忙しく働いている人が多いような気がする。

私の知り合いの医師でも若くして膵臓癌で亡くなられた方が数名おられる。休息や睡眠は医学的にいえば、傷ついたＤＮＡを修復する時間であり、発生した癌細胞を排除するための時間であるということを忘れないでほしい。

検診でのγ－GTP高値
―アルコール以外の病気も

検診でγ－GTP高値を指摘されたといって受診される人は多い。

まず聞くのは飲酒量であるが、真実を聞き出すにはテクニックが必要だ。アルコールが原因でγ－GTPが三〇〇を超えていればかなり飲んでいると思った方がよい。「晩酌はどれだけですか？」と聞いても本当のことは聞けない。**患者さんの身だしなみ、皮膚や筋肉の萎縮などアルコールによる影響がないかなどを総合判断**して、「γ－GTPがこれだけ高いとかなり飲まれますね。一日三合ですか？　もっと飲みますか？」くらいで聞けば、この医者はごまかせないと観念して、本当の飲酒量が聞ける確率が高くなる。

また、「日本酒だと二合くらい」と都合よく日本酒換算する人も多いので、具体的に「焼酎を水で半分に割ってグラスで二杯飲んでいる」などと聞き出すべきだし、「晩酌は？」と聞くと低めの平均値？　をいう人が多いので、「昨日はどれだけ飲んだ？」と日を限定して量を聞いた方が真実に近い話が聞ける。また「晩酌は二合だけ」といっても週に三回外で多量に飲んでくる人もいる。概ねγ－ＧＴＰが五〇〇を超えている人は、飲酒で仕事などの社会的活動に支障をきたしている人が多いという印象を持っている。

飲酒量が少ないわりにγ－ＧＴＰが高い人であれば、脂肪肝と胆道系疾患を除外するために腹部エコー検査やＣＴ検査がより重要になる。またＰＢＣ（原発性胆汁性肝硬変）などの自己免疫性肝疾患に関連する自己抗体（抗ミトコンドリア抗体・抗核抗体・抗平滑筋抗体）とサルコイドーシスを考慮してのＡＣＥ（アンギオテンシン変換酵素）も確認する必要がある。

もう一つ、忘れてはいけないのが薬物性肝障害だ。常用薬やいわゆる健康食品などの使用を確認しておく必要がある。

たまに画像診断や前記の血液検査をしても、まったく原因が判明しない人がいる。自覚症状もない人に肝生検を強くすすめるのも気が引けるので、そのような患者さんにはウルソ®を飲んでもらって経過観察することが多い。おそらく、まだ疾患としてはっきりととらえられていない病気がいくつかあるのだろうと思っている。

ゴールはもう一つ先

―多彩な症状から一つの病気に収斂を

多彩な症状を訴える患者さんが来れば、その症状をすべて説明可能な疾患がその患者さんの病気の正しい診断名であることが多い。

わたしと同年代の管理職のサラリーマンが紹介受診した。「半年で六七kgから五九kgとかなり痩せた。下痢をする」とのこと。お話を聞くと「単身赴任のため家では缶ビール三五〇cc一本だが、転勤してまもないため、取引先への顔見せの宴席が週に一回以上と多く、そのときにはかなり飲む。二カ月前から下痢が続き、その回数は多いと一日三回で、ガスも増えてきた」――持参された転勤直後の検診データをみると、FBS（空腹時血糖値）一一三mg/dLと少し高い。理学的所見は特に異常なく、至急でDM（糖尿病）関連の血液検査をすると、血糖三〇八mg/dL HbA1c九・三％とかなり高い。「過食・飲酒でDM悪化＋飲酒で下痢＝体重減少」で一件落着と思った。なるべく早く結論を出そうと、念のためS状結腸内視鏡を施行した。粘膜全体は浮

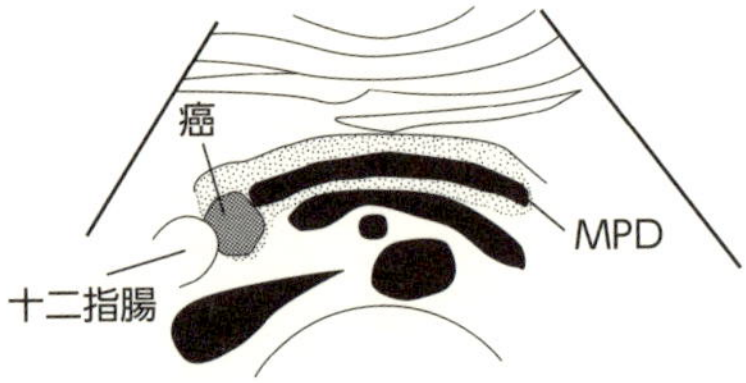

腫状だが、炎症や腫瘍性病変はない。赤茶色の液体があって血液かと思ったが、水分とは分離していて油性、胆汁が食べ物由来の油と混ざったものと判断して終了した。

多忙でＤＭ教育入院は無理だから、ともかく宴席での飲食をやめてもらい、一週後に絶食で再診とした。一週後、データをみるとアミラーゼ一五一（三九～一三四）ＩＵとわずかに高い。念のためにと腹部エコー検査をすると……。

ＭＰＤ（主膵管）が六㎜と太く、ＭＰＤをたどって膵頭部をプローブで探っていくと、径三㎝弱の hypoechic mass、膵臓癌だ。

「膵頭部癌→ＤＭ悪化＋（膵液分泌低下→脂肪性下痢）→体重減少」が正しい診断だった。診断がついてみれば典型的な症例だが、ＤＭだけとして外来加療していれば、閉塞性黄疸が出た時点であわてて腹部エコーをするハメになっていた。

思考を中断しないとか、ルーチンワークを手抜きなく行うことの重要性を改めて感じた症例だった。

八〇％と一〇〇％は大違い
――C型肝炎治療の進歩

三〇年ほど前までは非A非B型肝炎といわれていたが、一九八九年にC型肝炎ウイルス遺伝子が発見され、その後、輸血後肝炎が激減した。またIFN（インターフェロン）を主体とした治療がいろいろ工夫されて徐々にSVR（ウイルス学的著効）で示される治癒率が向上してきたが、**DAAs（直接作用型抗ウイルス薬）の登場で、ついに内服薬でほぼ全例治癒する時代になってきた。**

これまではSVR率が三〇％であろうが五〇％、八〇％であろうが、一〇〇％でないかぎり治療の甲斐なく治らない人がいるということだった。特にIFNの副反応に耐えながら、半年ほどの治療を受けて効果がない人が出れば、対象患者全体としての％ではなく、その人にとっては苦労したけれど〇％だったわけである。SVRに至らなくてもIFN治療には発癌予防という意味はあるとはいうものの、白黒別れるということは残酷なことである。であるから一〇〇％近く治癒するというのは素晴らしいことである。

ＩＦＮを主体とする治療が少しずつ進歩している間に、外来で治療し治癒したり、公的基幹病院に紹介したりで私の診療所に現在残っているＣ型肝炎の患者さんは七五歳以上の方が数名残っているだけになっている。

平成二六年九月から各地の公的基幹病院でＤＡＡｓのダクラタスビルとアスナプレビル併用による治療が始まったが、いわれていたとおり副反応の発熱や肝障害で治療中断になる症例は少ないようだ。当院からも八〇歳を超えていて糖尿病・高血圧を合併しているもののお元気で頭もしっかりしておられる方を手始めに公的基幹病院の後輩に紹介した。一月未満でウイルスＲＮＡは陰性化し副反応もなく経過。順調な半年は短く感じられ、治療は終了して糖尿病まで改善した。

さらに新しいＤＡＡｓが出てきている。ソバルディとレディパスビルの合剤はウイルス変異などにかかわらず、ジェノタイプ1型はほぼ一〇〇％治癒するとのことである。使用する薬はとても高価で一人の半年の治療に二五〇万～七〇〇万円かかるが、公的補助の助けがある。Ｃ型肝炎が過去の病気になる日も近いようだ。

患者さんの運命を変える病状説明

――膵臓癌患者での後悔

膵臓癌は診断が困難で比較的早期に発見しても手術での治癒は難しい。化学療法の進歩により延命はできるようになったが、病気から逃れることができるわけではない。私が直接担当した膵臓癌で治癒を期待して外科で手術していただいた症例は数例あるが、すべて再発で亡くなられた。そのなかで、後悔とともに記憶に残っている症例がある。

病院のドックで来院した七〇歳前の男性。腫瘍マーカーであるＣＡ19－9がやや高値だった。それを契機に画像診断し、膵頭部に一cm未満のＳＯＬ（占拠性病変）が見つかった。

入院でのさらなる精査をすすめたのだが、大事な仕事があるといわれて入院を一カ月延期してしまった。入院して手術にまでは漕ぎつけたのだが、その数カ月後、転移で再発した。再発の治療中のある日、患者さんに「もう少し早く入院していたら……」とお話ししたところ、「区長をしていてその仕事で大事な会議があったもので……」といわれ絶句した。

最初入院をすすめたときに「癌の可能性が高い。膵臓癌は早期で見つけてもすぐ周囲に広がってしまう」などとはお話ししたが、「大事な仕事がある」といわれたところで私は引き下がってしまっていた。「大事な仕事とは何ですか?」「命より大事な仕事って何ですか」と食い下がり、具体的に「区長をやっていて……」という話まで引き出していれば、「そんなことなど他の人に任せなさい」と早く手術を受けていただけたのではないかと……。

確かに頑固一徹な人だったのだが、**相手を上回る気迫・信念をみせてあげることができていたら**と思い、同じことを繰り返さないようにと思っている。

アルコールのない世の中であれば
――アルコール依存症

消化器、特に肝臓を専門にしていれば、アルコール依存症の患者さんとの縁は切っても切れない。いろいろなアルコール依存症の患者さんをみた。

一番長い間、主治医としておつきあいした患者さんはノックビン®（ジスルフィラム）を服用して頑張っているのだが、数年に一度、アルコール依存状態に陥る人だった。依存状態に陥るきっかけはわからないことが多かったが、あるときは処方した感冒薬が引き金になったように思った。感冒薬による多幸感が関与したのかもしれない。いったんアルコール依存になると、ひどい状態になって病院に担ぎこまれる。強いアシドーシスで意識障害の状態だったり、心室細動を起こしていたりという具合だった。行方不明になり家族が捜すと、大型店の駐車場の車のなかでウイスキーのボトルに囲まれて泥酔状態で発見されたこともあった。いまも無事に生きておられるだろうか。

他にも、入院中に小学生の息子を脅《おど》かしてコーヒーの缶にビールを入れて病棟に持ってこさせた患者さんや、入院してしばらくは借りてきた猫のようにおとなしかったのに、どこで手に入れたのか、病棟でアルコールを飲んで病的酩酊状態になり、人が変わったように主治医の私に毒づいた患者さんもいた。

アルコール依存になる人はアルコールを摂取することによって得ることができる快感の質がその他の人と違うことが本質的な問題点で、そのような人に「適量でやめるように」などといっても、「麻薬中毒者に『適量でやめるように』ということが無意味であること」と同様に無意味であるということを知っておかなければならない。**禁酒、すなわち一切飲まないようにすることしかアルコール依存症の人には方策がない。**

患者さんやご家族には「アルコール依存症になる患者さんがアルコールを飲むのはブレーキのついていない車を運転するようなもの、いったん走り出すと自分で止まることができないのだから、運転しないのがベスト。すなわち、一切飲まないことが唯一の対策です」とお話ししている。

アルコール飲料の自動販売機や二四時間営業でアルコール飲料を販売するコンビニなどをうとましく思われているご家族も多いだろう。アルコール依存に陥る本人もそう思っているかもしれない。

アルコール依存症に陥る人のなかには、統合失調症などの精神疾患がベースにあって、みずから説明することができない自分の精神状態から逃れるために多量に飲酒する人もいるので一度は精神科医にみてもらうことが大切だし、アルコール依存症を専門とする精神科医がいれば、臓器障害以外はその先生にお任せするのがよいかもしれない。

胆嚢より心臓が大切

―胆石発作の鑑別診断

昔、大学病院で、「心窩部痛の患者さんを胆石発作を疑って腹部エコーしたが、医師がモニター画面に集中しているうちに患者さんの心臓が止まっていたらしい」という噂《うわさ》が流れたことがあった。

持続性の心窩部痛や季肋部痛があれば、胆石発作や膵炎も鑑別診断に上がってくる。しかし、**高齢者や動脈硬化をきたす基礎疾患を持っている人にはまず、心電図をとる**ことをすすめたい。急性冠症候群であれば命にかかわる。胆石がらみでは急性化膿性胆管炎からの敗血症性ショックでもないかぎり、すぐにどうこうということはない。そのような状態であれば高熱があるはずだ。

私は開業後、心疾患を疑って病院に紹介し、結局胆石関連の痛みだった人を二名経験した。もちろん、恥ずかしいことだが、患者さんの生命が大切、恥より safety first だ。

【症例一】七〇歳代　男性　高血圧で当院通院中

三月末に「お茶を飲んだ後から心窩部から臍上部の痛みあり」と受診。院内で少量の嘔吐あり、その後も八割程度の痛みが続いているといわれた。腹部触診で胆嚢も触れずはっきりした圧痛点なし。以前の心電図でV_1〜V_3に陰性T波があったので、心電図をとったところ陰性T波はV_5まで広がっていた。また、心電図記録中に脈拍が一分間四〇までの徐脈を認めた。虚血性心疾患や血管病変も疑い、救急車で病院へ紹介した。病院到着時にはすでに症状が軽快しており、心電図・胸部X線写真・血液検査で心疾患は否定的といったん帰宅。翌日の夜、再発作あり。再度病院を受診し、腹部CTで石灰化結石は認めなかったが、その翌朝の腹部エコーで胆石発作と判明した。

この患者さんの場合、肥満もあって肝臓や胆嚢が肋弓よりかなり上にシフトしており、胆嚢炎なら大きな胆嚢が触れたり、胆嚢の圧痛があるはずと思い込んでいた私が見逃したということだった。

【症例二】七〇歳代　女性　不整脈で公的基幹病院循環器科通院中

九月中旬に「昨日から胸が重い感じあり」と初診。「今日は朝食後しばらくしてから胸が重い感じが起きていまも続いている。軽い吐き気もある」とのこと。心電図をとるとⅡ・Ⅲ・aV_FでSTがやや上昇気味だった。虚血性心疾患も考えられ、通院中の公的基幹病院の循環器科に紹介した。

ひと月半後に帰ってきた返書は「急性胆嚢炎・総胆管結石・レンメル症候群疑い」とあって驚いた。「心エコーを施行したが、心筋梗塞は否定的となり、腹部エコーなどで診断がつき、上部消化管内視鏡で傍十二指腸憩室内の多量の残渣を除去すると症状が軽快、その後の精査で総胆管結石があって云々……」とのことだった。自分のカルテを見返すと腹部所見さえとっていない。疑い診断の決め打ちだった。なまじ経験が豊富になってくると、このようなパターンが多くなると反省した。

外来での知恵

前医処方をすぐには変えるな

——外来患者を引き継いだら

あなたが前医から引き継ぐことになった患者さんに対し、外来で処方されていた定期処方などをすぐに変更してはいけない。経験が浅い医師はつい張り切って自分のカラーを出しがち。**前医の処方がベストのものでないとあなたが判断しても、いますぐその患者さんの命にかかわるものでなければ、しばらくは、その処方を継続するのが賢明だ。**

患者さんは、担当医が変わったことに、当然、不安・不満を持っている。そこに、薬の変更という不安を付け加えてはいけない。ましてや、「あなたにあわない薬が出ているから変更します」などといっては、長年、患者さんとお付きあいがあった前医を否定することになり、さらには患者さんがこれまで受けていた治療歴全体を否定することにもなるので患者さんの不安が増す。また、前医との関係が良好であれば、前医を信頼していた患者自身に悲しみを与えることになるし、また、もっと前医に対す

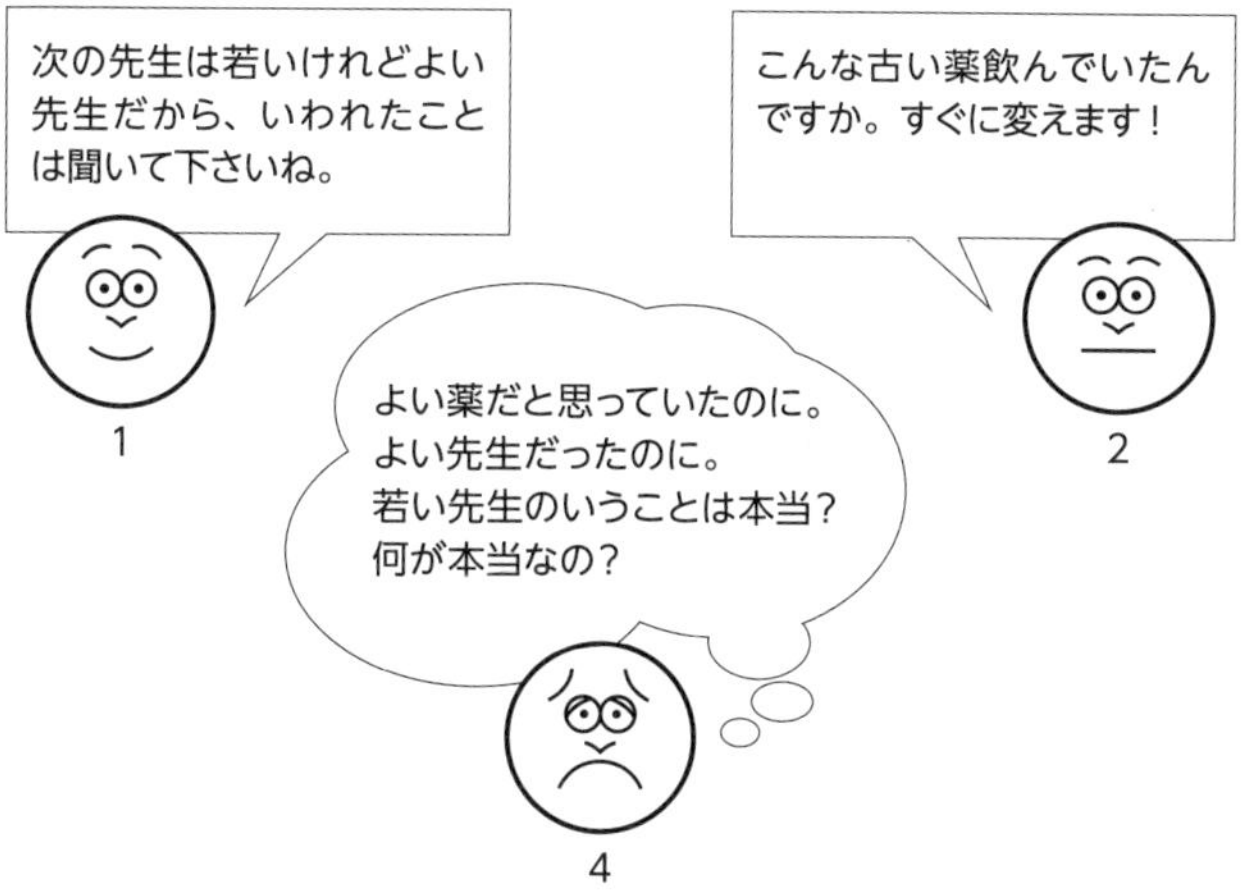

る信頼が厚ければ、それが、あなたに対する不信・不安という結果を招くかもしれない。

患者さんがあなたにある程度、慣れ親しみ、信頼されるようになったときが、初めて自分で処方を出せるときと思ってほしい。

なるべく単剤で開始を

――処方はなるべく少なく

「薬は必要なものをなるべく数少なく」「単剤から開始して必要なら変更、あるいは二剤に」というのが基本である。

救急室以外ではそのときその瞬間に絶対必要だという薬は少ない。ましてや、外来で処方する経口の薬では少ないだろう。従って、**複数の薬を同時に開始するという愚は避けた方がよい**。たとえばHbA1cが七・〇％で、ＬＤＬ－Ｃ（ＬＤＬコレステロール）が二〇〇mgと健診でいわれた」という患者さんに、糖尿病の薬と脂質異常症の薬を同時に開始しないということである。

効果もさることながら、副反応が出た場合に困る。たとえば、ピロリ菌除菌では三剤を同時に服用するが、全身に薬剤性と思われる皮疹が出ると、処方していた三剤すべてがその患者さんに用いにくくなる。確率的にそのなかのアモキシシリンが原因薬であろうと思っても、そのほかの二剤もよほどの必要性がないと使いにくくなる。実際、それに代わる薬があればそちらを使うべきであろう。このように悪い目が出ると、とたんにその人に対する薬の選択が窮屈になる。

また、急性感染症では自然治癒ということを忘れてはいけない。小児科関係の本で、「指導医が抗ヒスタミン剤しか処方しないことに驚いた。また、実際、それで多くの子が治ってしまっていることに驚いた」との記載を読んだことを覚えている。たくさんの臨床経験を積み、その時点でのみずからの診療圏の感染症の状況把握ができていないとできないことだと思うが、一つの理想だと思う。

○○さんと○○様

――患者さんの呼び方

「患者さんを○○様と呼ぶのがスタンダード」とされた状況が少なくとも以前に一時的にはあった。

私は「**書類は○○様、院内放送での呼び出しも○○様、顔がみえる状況での呼び出しや声かけは○○さん**」というあたりがベストだと思う。

笑い話を一つ。以前勤務していた病院で看護師が患者さんに「○○様」と呼びかけたところ、「馬鹿にしているのか?」と激怒され、事務局にまでその患者さんが怒鳴り込んできたことがあった。聞いた話なので実際の細かな状況はわからないが、ちなみに、その患者さんはその町の議員さんだった。

○○様や○○さ・○○どん　などの言い方が地方によってはその家の格を示す呼称として古くから用いられている。また、狭い地域だと看護師が実は町内のある立派なお宅の奥さんであるような、患者さんと医療従事者であること以外の関係が当事者の間にある場合がある。とにかく、この議員さんはその看護師から○○様と呼ばれたことが侮辱と感じられ不快だったのだろう。

本人が受け入れられる以上の敬称は侮辱につながる。

研修医のあなたも指導医より偉そうな先生から「先生、それは……先生、だからいったでしょ、」とたしなめられ、「先生」という言葉に軽い「あしらい」や「侮蔑」が含まれていることを悲しく感じることもあるでしょう？ これは、ちょっと別のテーマかな？

患者さんの聞きなれた言葉で

―言葉の言い換え

前項とも関連するが、「おばあちゃん」と呼びかけずに〇〇さんと呼びかけるということは常識である。

患者さんに対し、どのような言葉を使うかは大切なことである。なるべく、平易であるが丁寧な言葉を用いることが大切である。接遇関係の本には多くのことが書いてあるだろう。

ここでは別のことを述べる。

技術としての言葉の使い方の一つは、**聞き返されたら、同じ言葉を繰り返さずに別の言葉で言い換える**、ということである。

「今朝は何を食べましたか?」と問いかけて相手が首をかしげたら、同じフレーズを繰り返さない。「今日の朝ごはんは何を食べた?」「朝は何食べてきた?」「今日の朝食は?」などいろいろな言い方がある。

もともと、人はそれぞれ「今日の朝食」というものをどのような言葉で日頃表現しているかが異なる。他の言葉でも然《しか》りである。それが、高齢になってくれば、認知症とまではいかなくても、言葉に対する柔軟性が低下して自分がいつも使う表現以外の言葉の受け入れが難しくなってくる。また、難聴も出てくるので、聞きとりにくい音や言葉があるようになってくる。よどみなく、さりげなく別の言葉に言い換えることができれば会話がよりスムーズになる。

「何歳ですか?」と聞いておじいさんに「えーっ?」と聞き返されたら、大きな声で「何歳ですか?」と繰り返すのではなく「今年、いくつになりました?」「何年生まれですか?」などと聞いてあげることである。

よいストレス・悪いストレス

──ストレス源の聞き出し方

ストレスが原因・誘因になる病気はたくさんある。消化器領域であれば、代表は潰瘍性大腸炎やクローン病などの炎症性腸疾患だろう。

「なにかストレスはありますか？」と聞いても、自分のプライバシーに関することである。「ハア、ありますけど」と患者さんが口を濁《にご》すことも多い。

無理やり聞き出しても後味が悪いし、本当のことを聞けるともかぎらない。

「仕事のことですか？　家庭のことですか？」

「締め切りがあって時間が解決するストレスですか？」

「よいストレスですか？　悪いストレスですか？」

私は、この三つの聞き方をすることにしている。おおまかにどのようなストレスかを把握すれば十分である。

ほとんどは仕事自体かその人間関係、家庭の問題、後は自分の病気のことくらいである。

自分が試験勉強をしているとか、子どもが大学入試なので……、などは締め切りがあるストレスでよい結果が期待できるストレス、身内の○○が癌の末期でといわれれば悪いストレスであるが、いつかは終焉が来るストレスである。

会社の上司のパワハラであれば、どちらかの転任がないかぎり、締め切り（終わり）がないストレスだし、自分が転職すると決めたとたんに締め切りのあるストレスになる。

よい結果が期待できるストレスや締め切りのあるストレスは結構耐えられるものである。

「家庭のことですが」と患者さんがそこで止まったら深追いはしない。患者さんが「仕事のことですが、……なので」とみずから話を切り出せば、よりよい関係を構築できることになる。

たまにはもう一方のボタンを

―仕事で追い詰められている人に

若い人にうつ病が増えているとの報道が多い。

本当は「成熟社会」なのに「右肩上がりの成長社会」の幻想に取り憑《つ》かれている会社に追い立てられるサラリーマン、効率追求の二四時間操業を支える夜勤労働者、利益率向上のために低賃金で働く派遣社員……、社会のひずみは若年層に大きくかかってきている。

職場のうつ対策に、心療内科やカウンセラーの導入が進められているのはよいことであろう。平成二十七年十二月から国も、社員の心の健康状態を年に一度調べる「ストレスチェック」を企業に義務化した。従業員五〇人以上の事業所が対象である。だが、本当に必要なのは、ヒトという生き物を機械や道具のように扱いがちな「利益至上主義」の会社や社会に対する啓蒙と指導だろう。せっかくの法律も適正に運用されないと、「あなたはストレスチェックで大丈夫だったから、もっと働きなさい」となりかねない。

患者さんをみていると、「ノーをいえない優秀な社員」がどんどん仕事を増やされ、つぶれていくというパターンをよく目にする。

ある患者さんは県外の企業で海外出張の繰り返しで疲弊し、退職して地元に帰ったが、しばらくの休養の後、地元の中小企業に再就職、ところが、そこでも「優秀」なので、重要な仕事を次々と任され、また、不調を訴えて受診された。

このような人には「**人間は同じ場面に出くわすと同じスイッチ・同じボタンを押すように行動してしまう。**時々、いつもと違うボタンを押す、すなわち、あなたの場合は『頑張ります』ではなく、時々『もう無理です』というように心がけましょう」とお話ししている。

また、**「ノーという」のも技術だから、いろいろな断り方を工夫しましょう、**とも話している。

頑張りすぎの研修医にも同じことがいえるかもしれない。

診断がつきにくい患者さんは入院させて

―自らの力量を知る

TVで『総合診療医 ドクターG』(NHK)などをみていると、症状を訴えてあちこちの病院を転々としながらも診断がつかず、名医にたどりついて診断がつき適切な治療が始まりめでたしめでたし、という患者さんがたくさん出てくる。

「診断がつかず多くの病院外来を転々とする患者さん」に関して私が思うことは、最近の病院は外来で診断がつかないと入院させない傾向にあるということだ。

外来で行う画像診断で詳細な画像がみられるし、外来の採血検査でルーチン的なものは短時間で結果が出てくるので、ほとんどの病気は外来で診断がつく。また、患者の平均入院日数をなるべく短くするように病院には保険点数での圧がかかっており、病院の管理者も医師に各患者の入院日数をなるべく短くするように指導をしていることも簡単に入院させない一因かもしれない。

しかし、医師が外来患者の病気のことを考えるのは、よほどの気がかりや疑問点がなければ、その患者さんを診察しているその外来の時間だけではないだろうか。その外来での時間で自分の診断力や知識の範囲内で診断がつかなければ「様子をみましょう」と次の予約受診日までその患者さんの病気のことを考えないことになる。それが並の医師だ。

外来で、「まれな疾患」や「症状が悪化してきている可能性がある疾患」を的確に診断できれば、まさに「ドクターG」であろうが、そのレベルの医師になるのは大変だ。せめて、「**この患者さんは自分の外来ルーチンワークの範囲を超えている**」という勘、言い換えれば、**自分の能力の限界に敏感で、患者さんの苦痛・苦悩にも敏感な医師**になってほしい。そうなれば、診察時間外にその患者さんの症状や検査結果を説明しうる適切な病名を探すべく勉強・検索・相談ができる。それでも、患者さんの病状が重い、あるいは進行が早いようなら「とりあえず入院」させることだ。ある程度の規模の病院であれば院内検討会や回診もある。自分以外の医師が診察・診断することができる機会が確実に増え、より早く結論に到達することができる。

消化器内科医の矜持《きょうじ》

――外来通院患者から進行消化器癌を出さない

外来でいろいろな患者さんを長期にわたってみているとしよう。

その患者さんに対し医師としてどこまで責任を持ってみているか？　責任の有無は別としても、ある疾患だけをみているのか、その患者さんの体全体をみているのかという問題がある。

それは、どのような病院で何科の医師として外来に出ているかでおのずと違ってくるし、個々の患者さんがどう考えているかによっても異なってくる。しかし、どのようなかたちで外来診療していても消化器内科医であれば、「消化器系の知識と技術を十分に持った最もバランスのとれた内科医」として、**最低限の消化器癌のスクリーニングをして自分の外来患者さんから手遅れの消化器癌患者を出さないようにしたいもの**のである。

高血圧や糖尿病などの生活習慣病の治療だけで通院している患者さんに対してはマ

ンネリや多忙からその疾患の治療だけになりがちである。ピロリ菌がもともといない人であれば上部消化管内視鏡検査の間隔は長くてよいかもしれないなどの細かな話は別として、意識して上部消化管内視鏡・便潜血検査・腹部エコー検査の三つはできれば年に一回ほどはやっておきたい。

その患者さんがみずからの健康管理のすべてを主治医にゆだねる気持ちを持っていない場合でも「人間ドックや癌検診は受けておられますか?」という問いかけや、「この病院でも○○検査は受けれますよ」「糖尿病は癌のリスクが少し高いですよ」程度の勧奨は必要だろう。

外来で多数みていると、時に癌が見つかる患者さんが出てくる。私には、「VIPで自分のタイミングだけで受診してくる患者さん」「不定愁訴が多くてその対応だけで時間がとられてしまう患者さん」「難治性疾患があって主治医の意識がそこだけに向いてしまう患者さん」「高齢者で癌の術後や複数疾患があって主治医として積極的に全身を管理しようという意識が希薄になってしまう患者さん」などから進行消化器癌が出てきたという苦い経験がある。

覚えておきたい疾患

帯状疱疹も念頭に

―腹痛患者の診察で

「夜に臍の横が痛くなって眠れず痛み止めを飲んだ。お腹を壊したのかもしれない」と、高血圧で定期通院中の患者さんが受診された。

「下痢気味だけどいつものことだし、排便してもジクジクした痛みは変わらない」と、いま一つ胃腸の病気らしくない。念のため、白血球数をみて腹部エコー検査をしたが、持病の胆石が悪さをしているわけでもなさそうだった。

お腹のついでに背中をみると、赤い発疹が数個ある。「ああ、これですか。最近仕事が忙しくて二~三日前から腰が痛くて、シップしたらかぶれたんです」――帯状疱疹か？　と頭には浮かんだが、整腸剤で様子をみてもらうことにした。

三日後、右の背中から臍の横にかけて水疱や発赤を伴った発疹が帯状に広がった状態で再来された。発疹が広がったらすぐに来るように念押ししなかった自分を反省し、抗ウイルス薬を処方した。

水疱瘡に感染した後、そのウイルスが神経節にひそむかたちで残り、心身の過労などで免疫系が弱ったときに再び活発化し、その神経の領域の皮膚に発疹をつくる病気が帯状疱疹である。基本的には時間とともに皮疹の痕を残して治癒する。

四谷怪談のお岩さんの顔は帯状疱疹だといわれているが、顔に関係する神経で起きた場合はみた目以上に厄介なことになる。顔面神経麻痺や耳鳴りやめまい、目の角膜の病変などを起こすのである。

また、皮疹が治った後も半年以上もの長期間痛みに悩む患者さんも多く、「帯状疱疹後神経痛」という病名があるほどである。数年前から、この痛みに対してプレガバリンという薬が使用されるようになってきている。

六人に一人は一生の間に一度はかかる病気といわれており、特別な病気ではないが、心身の疲れがきっかけになることが多い。オーバーワークや家族の不幸などの明らかな原因がなければ、どこかに癌などの基礎疾患がひそんでいることを念頭に、人間ドックなどをすすめることも大切だ。

食中毒から神経麻痺

――食中毒の合併症

食中毒の原因菌にはたくさん種類があるが、一番、危険なのは病原性大腸菌Ｏ－157などを原因菌とする出血性大腸炎であろう。

牛の腸に存在する大腸菌が腸から門脈に乗って肝臓に入ってくることが証明されており、厚生労働省がレバ刺しを禁止するのは当然。しかし、「食習慣」や「自己責任」という言葉を持ち出してそれに反対する人がある。

ただ、大きな問題はフグ毒などと違い、食べた本人以外にも二次感染として危険を及ぼす可能性が高いこと。病原性大腸菌は、ごく少数の菌でも感染を起こすため、感染した人の便を介して周囲の人へ二次感染を拡げやすいので罪が重い。

出血性大腸炎では、細い血管に血栓をつくって炎症が起き、貧血・血小板減少・腎機能障害が起きる溶血性尿毒症症候群やそれと相前後して起きる脳障害が生命にかかわる重症合併症として知られている。

その他の食中毒でも合併症がある。特に気をつけたいのはカンピロバクター（主に*Campylobacter jejuni*）感染後のギラン・バレー症候群である。カンピロバクター腸炎自体は腹痛・下痢・発熱といった一般的な症状を起こすだけだが、腸炎の一～三週後に運動神経麻痺を起こしてくる場合がある。足に力が入らないという弛緩性運動麻痺から始まって、歩行困難や呼吸筋麻痺・顔面神経麻痺や複視・嚥下障害などまで病状が悪化することもある。感覚障害も伴うため、感覚鈍麻や神経痛・筋痛・関節痛などを訴える場合もある。

当院でも「頭痛・指先のしびれ・足のふらつき」という多彩な訴えで受診した患者さんがあり、一〇日前に焼き鳥を食べて下痢を起こしていたことからギラン・バレー症候群を疑い、公的基幹病院の神経内科に紹介したものの、そこで否定され、患者さん自身が数カ所の医療機関をはしごしたあげく、他の公的基幹病院でやっと診断が確定し、治療を受けられたことがあった。多彩な症状を示すうえに、症例によってその症状の出方に大きな違いがあるため、病初期には診断がつきにくいようである。

倒れ込まれてもよいように
――血管迷走神経反射性失神

採血した後に患者さんが青い顔になって倒れてしまう。採血時に時々、経験することであるが、典型的な血管迷走神経反射性失神である。仰向けに倒れては危険なので、病院の採血室は背もたれがついた椅子になっているであろう。座位ではなく、必ず、臥位で採血する医療機関もあると思う。

採血以外で起きることがあるのが浣腸の後。大量の排便があったときや便秘が長引き食事摂取が不十分で脱水気味の場合に起きることがある。トイレで倒れられると気分がよいものではない。

他院で大腸内視鏡の前に浣腸して排便した後で倒れ、心筋梗塞を起こしていた患者さんがいた。その患者さんは、その後、当院でも便秘に対して浣腸したときにも血圧が下がって気分が悪くなり、点滴を要した。コントロールはよいが一〇年以上糖尿病の加療歴がある患者さんで、糖尿病性神経障害や動脈硬化が関与していたのかもしれない。

最も胆を冷やしたのは一〇代のインフルエンザ患者さんだった。インフルエンザ抗原迅速テストのために綿棒で右鼻腔後壁を擦過し抜去したとき、患者さんがフラッと私の方に倒れ込んできたのだ。急いでベッドに寝かせたが、真っ蒼な顔でしばらく呼吸も停止、けいれんを起こした。

すぐに点滴・酸素吸入と行ったが、いったん回復したようにみえた一〇秒ほど後に、再びチアノーゼが出て呼吸が止まってけいれんした。その後は回復したが、救急車で病院搬送した。病院で一時間以上点滴して経過観察、著変のないことを確認してから抗インフルエンザ薬を処方してもらうかたちになった。

最初にけいれんしたのは神経反射で血圧が下がった影響、二回目のけいれんは一回目に血圧が下がり呼吸も止まったための低酸素血症の影響か、などと冷静に考えられたのは後からだった。

この患者さんの場合はインフルエンザの熱、脱水、またもともとＢＭＩ（body mass index）一八を切る痩せ型の体であったことなどが関係していたと思われる。

原因不明のＤＩＣと肝障害

―ツツガムシを忘れるな

「ＤＩＣ（播種性血管内凝固症候群）と肝障害」があって原因不明、時にこのような患者が紹介されてくる。そのときに「ツツガムシ」と頭に浮かぶだけで、あなたはたちまち名医になれる。

七〇歳代の女性、他の病院から「発熱と全身の発疹があり、肝障害も認めて薬剤性肝障害の疑いで入院したが、経過が悪くＤＩＣになってきた」と一週間後に転院してきた。

ＡＳＴ（アスパラギン酸アミノトランスフェラーゼ）七四IU/L、ＡＬＴ（アラニンアミノトランスフェラーゼ）四八IU/L、ＬＤＨ（乳酸脱水素酵素）六八七IU/L、ＡＬＰ（アルカリホスファターゼ）二四九IU/L、γ－ＧＴＰ（γ－グルタミルトランスペプチダーゼ）六二IU/Lと肝障害はあるが、ＬＤＨの上昇がやや突出していて血液悪性腫瘍の肝浸潤を思わせる。Ｐｌ（血小板数）二・九×10^4／μL、Ｃ３ 六七・

九mg/dL、Fbg（フィブリノーゲン）六八mg/dL、FDP（フィブリン分解産物）一五・〇μg/mL、Dダイマー九・〇μg/mLと確かにDICになっている。WBC（白血球数）一二九〇〇（NEU〈好中球〉九〇%、LYM〈リンパ球〉七%、Mo〈単球〉三%）、CRP（C反応性タンパク）三・九七と炎症がある。

山間部の患者さんで山菜採りによく行くとのことで「ツツガムシ」が頭に浮かんだ。理学的所見で決め手になるのは刺し傷、外陰部周辺や腋下部などやわらかいところが刺されることが多い。

この患者さんはひざの裏に痂皮を認めた。ミノサイクリン一日二〇〇mgの投与で軽快し、その後ツツガムシ抗体がIgG/IgMともに陽性と判明、ミノサイクリンは八日間で終了した。

高齢者では基礎疾患があって種々の薬剤を服用していることが多い。そのため、この患者さんは薬疹が最初に疑われて正しい診断にたどりつくのが遅くなった。

発熱から感染症が最初に疑われることも多いが、細菌感染症に対して**第一選択薬とされることが多いセフェム系の抗生剤はリケッチアには無効**なため、改善せず、やはりDICが起きるほどに診断が遅れることもある。ツツガムシ病が発生する可能性がある地域では常に頭においておくことが必要である。

近年ではマダニが媒介するウイルスによるＳＦＴＳ（重症熱性血小板減少症）という新興感染症も注目されている。

困ったときはこのようなまれな感染症を覚えていると役に立つことがある。

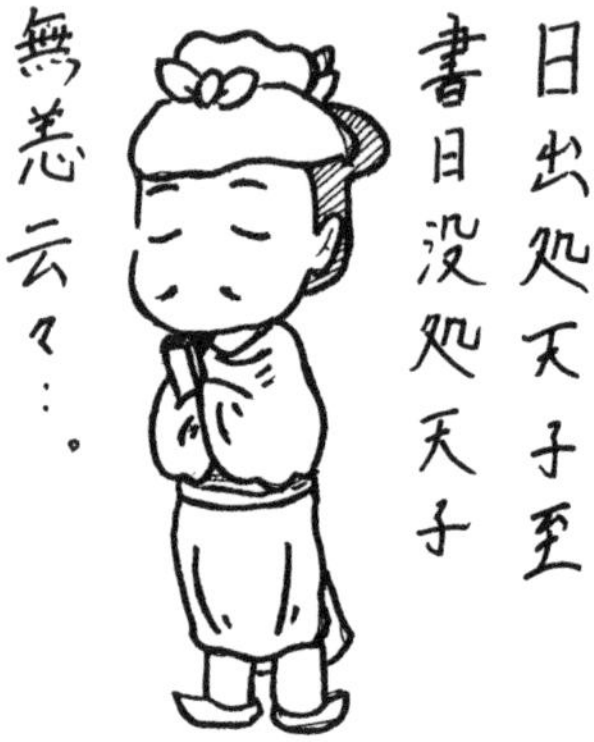

Nahomi

お誕生日の弁当が……

――食物依存性運動誘発性アナフィラキシー

ある日の午後、診療開始の一番で、「体育の時間、サーキットトレーニングをしていたら、蕁麻疹《じんましん》が出て顔まで腫れてきた」と、生徒と養護の先生が来院された。

偶然、数日前に医学書で読んだ「食物依存性運動誘発性アナフィラキシー」の患者と同じ状況。一度も経験したことのない症例だったが、とにかく急いでステロイドの点滴をして、それからゆっくり話を聞いた。

アレルギー体質だが食物アレルギーはこれまで起こしていないらしい。「きょうの弁当は？　何か変わったものを食べた？」と聞くと、「赤飯にエビフライと鶏の唐揚げと……」――豪華な弁当だと思ったら、お誕生日だそうだ。どうもエビがあやしい。お母さんが心配顔で来院された頃には、かゆみが幾分引いてきた。

食後すぐに運動すると、副交感神経の活動である「消化・吸収」から「運動」という交感神経優位の状態に急に切り替わる。すると、アレルギーの原因となるタンパク質が十分に分解されずに腸管から吸収され、強いアレルギー反応が起きるのではないかといわれている。小学生から高校生までの一万人に一人の割合というから、それほどまれではない。アナフィラキシーの恐れがあって学校にエピネフリンの注射キットを持参する子どもさんもいる。

この生徒さんの場合、後日、アレルゲンテストでエビが陽性と判明し、「エビは食べない方がいいでしょう」とお話しした。少なくとも同じ状況下、すなわち食後にすぐ運動するような状況では食べないのが安全だ。

原因食物は小麦製品と甲殻類が大部分だそうだ。ちなみに錦織《にしこり》圭選手の活躍でいまプロテニスに注目が集まっているが、そのナンバー1プレイヤーであるノバク・ジョコビッチがかつて伸び悩んでいたのは運動すると喘息が起きていたためで、その原因は小麦によるこの疾患だったそうである。

眼のなかが爆発

―一過性黒内障

それは数年前の一一月中旬の火曜日だった。

いつもの朝のように食後のコーヒーを飲み、医院を開けに寒いなかを数分往復し、もう一杯コーヒーを、と食卓から立ちあがった瞬間だったか？

右眼のなかが爆発したように、一瞬光が走った。すぐ煙がたったように曇った状態になり、中心以外ほとんどみえなくなった。やがて霧がすーっと晴れるようにみえるようになってきたが、視野の上側の約四分の一が黒くてみえない状態がしばらく継続した。これでは仕事ができなくなる……と動転したが、それもゆっくりと回復して普通にみえる状態になった。

この間おそらく一分あまり。この間に目を洗いにいったり、妻に「右眼が一瞬みえなくなった」と話していた（らしい）。

医院に行って医学書やインターネットで検索、すぐ一過性脳虚血発作の一種である

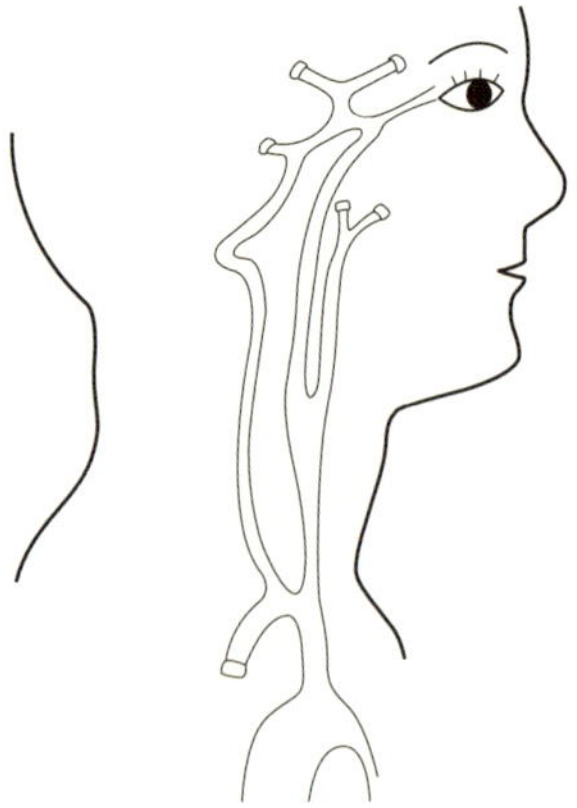

「一過性黒内障」の典型的な症状とわかった。頸動脈にできた血栓が、内頸動脈の血流にのって眼動脈に瞬間的に詰まり、視覚障害を起こす病気である。目の症状なので多くの人は眼科に行くし、ほんの一瞬の症状なので受診せずに過ごしてしまう人も多いようだ。

午前の診療を終えて公的基幹病院の信頼している神経内科の先生を受診。ＭＲＡ（ＭＲ angiography）も受けた。幸い脳には動脈硬化や梗塞巣はまったくみられず、「頸動脈洞が少しふくらんでいますね。ここで血液が渦を巻いて血栓をつくることもあるんですよ。しばらくバイアスピリンを飲んでおくのが安全でしょう」といわれてホッとして帰ってきたが、血圧は高くないし、肥満も脂質異常症もないから、血管系の病気には縁がないと自信を持っていただけにショックだった。

振り返るとその前の数日は多忙だった。土曜日は診療の後すぐに大学医局の同門会に出かけ、日曜日は消化器病学会地方会に隣県まで車で往復、月曜は診療後の夜に公的病院での症例検討会に出かけた。帰ってから夕食を食べ、テレビを一一時までみて寝たが、眠りが浅く何度も目が覚めて排尿に行った。食事についても同門会で飲食した後もとんかつ、カレーと夕食に脂っこいものが続いていた。数日続いた過労、脂っこい夕食、さらに不眠・寒い朝など複数のリスクが重なり、ダイヤル式の金庫の鍵が偶然一致して開くように血栓ができて飛んだのだろうと思う。

その後は、忙しい日が続かないように、また、夕食は脂っこいものを控えるようにと気をつけている。幸い、数年、同じような症状は出ていない。合言葉は「カレーは朝だけ」。

「人をみる目」より「自分をみる目」を養おう

——おわりに

外来診察中に患者さんとふとした拍子に話がはずむことがある。

自分が高齢になってきているのに子どもたちに農業後継者としての自覚がないと、いつも嘆いていかれるおじいさん。

ある日、「地球全体で世の中がおかしくなってきているように思うが、それはとどのつまり家族という単位からおかしくなってきているからではないか」と話し出された。

「『親があれしてくれなかった。こんな仕打ちをされた』という若い者がとにかく多いですね。自分が若い頃は親に柿の木に縛りつけられたり、押し入れに閉じ込められたりしたもんですが、何も恨みはしなかった。大切なこともたくさんしてもらったからです。多くの恩を受けたことを思えば、親のことを悪く思えるはずがない。いまの世も本当はそうあるべきなんじゃないですかね。要求や不平ばかりを口にする人が多すぎる気がします」

さらに「よく『人をみる目を養いなさい』といわれるけど『自分をみる目を養う』ことの方が大切なんですよ。自分が他の人に何をしてあげたか。どう思われたか。どう思われているか。それを考えて生きることが家族という単位はもちろん、世の中をよくするのにはるかに大切なんです。そうでしょ、先生」といわれた。

この言葉が私の心に染《し》みた。

患者さんがいわれた意味と少し異なるかもしれないが、医師は自分の目の前の患者さんの症状がどのような病気から来ているのか、何が原因かと診察し診断する。患者さんの体の状態はもちろん、身なり・話ぶりなども含めて観察し、その家族や仕事を含めて、どのような環境のなかで生活していて症状が出ているのかも考慮する。すなわち「患者さんを見る」ことが仕事であり「患者さんを診る目を養う」ことが優れた医師になるには大切なことだと教わるし、日々の診療のなかでも、自然とそれを実践しているはずだ。

しかし、どうだろう。「医師としての自分をみる目を養う」ことは日々、できているだろうか。医学生時代や研修医になりたてのときは、医師役や患者役に扮するロールプレイの学習などで医師としての振る舞いの基本は習う。

ただその後は、医師としての仕事のなかでみずから「自分をみる目を養い」続けているだろうか。**あなたが経験を経るほど、誰も医師としての、また人としてのあなたに注意・指導をしてくれる人はいなくなる。**私もそのある程度の経験を持った医師の一人であるが、自分をみる目を養い続けているかと、改めて問われるとやはり自信はない。

だから、いつもこの言葉を忘れないようにしようと思っている。

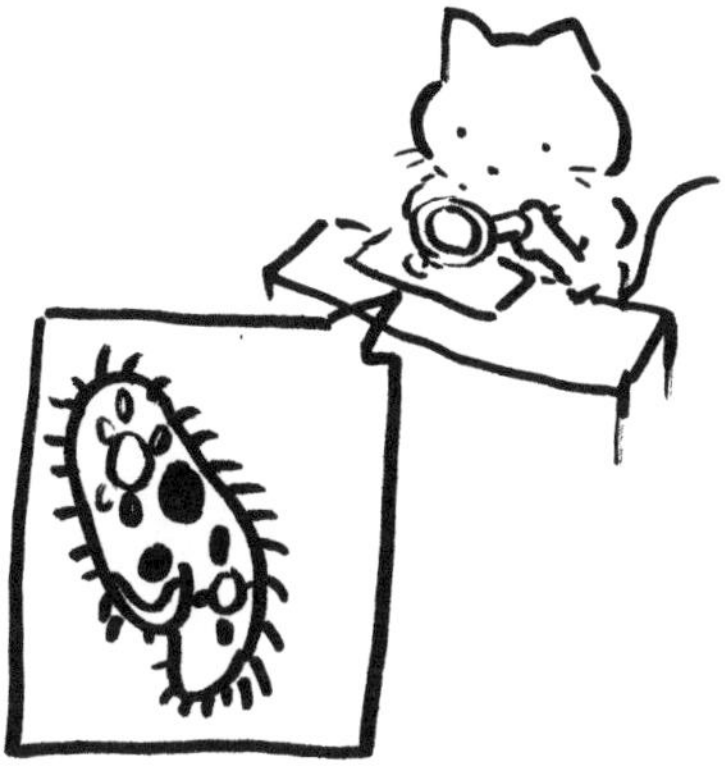

Nahomi

あとがき

医師として三〇年余を経たみずからの経験を中心に医療の道に進む人に役立てばと書きためたものであったが、最後に実際に本という形にするにはエネルギーを要した。期せずして、わが子が消化器内科に進んだことが最後のモチベーションとなって仕上げることができた。消化器内科は仕事量が多く、大変な科だと思うが、頑張ってほしい。また、進路選択のなかで「医局の先生方の人間性がよかった」との一言もうれしかった。

公的基幹病院勤務の弟からいくつかのアイデアをいただき、また貴重な助言をしてもらった。感謝したい。

兄弟二人を医療の道に進ませてくれた両親、人生の目的と喜びを与えてくれた妻と子どもたちにも感謝したい。

迷ったが、子どもに余分な負担をかけたくないこともあり、著者名はペンネームとした。医学書の端くれではあるが、学術論文ではないことに免じて御容赦願いたい。

この本をお読みいただいた医学生や研修初期医の皆様の頭あるいは心のなかにこの本の一編でも残り、日々の医療や勉強のお役に立ててもらえれば幸いである。

著者●井出 光太郎（いで・こうたろう）
1955年生まれ。1979年、新潟大学医学部卒業。富山医科薬科大学（現富山大学）医学部で10年余、消化器系、主に肝臓病の診療および研究に従事。1989年、肝臓領域の研究で医学博士号取得。公的基幹病院の消化器内科に10年余勤務。2002年、開業。現在に至る。井出光太郎はペンネーム。

失敗と経験から学ぶ
消化器病の診察室

2016年2月12日　初版第1刷発行

著　者　井出光太郎
発行者　西村正徳
発行所　西村書店
東京出版編集部　〒102-0071 東京都千代田区富士見2-4-6
Tel.03-3239-7671　Fax.03-3239-7622
www.nishimurashoten.co.jp
印刷・製本　中央精版印刷株式会社

ISBN978-4-89013-461-8